食品学実験

橋本俊二郎 編

山藤圭子
波平元辰 著
太田千穂

タンパク質溶液に
硫酸アンモニウムなどの塩を加えていくと、
タンパク質はある濃度の塩濃度で沈殿する。
これを塩析といいタンパク質の分離や
精製法として用いられている
塩析したタンパク質は加えた塩を除去すると
再び溶解し、酵素などでは活性を
とりもどす（可逆的変性）.
タンパク質溶液などから塩類を除くのに
透析法が一般に行われる.

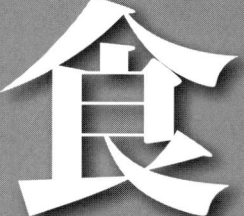
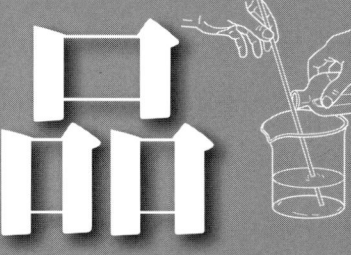
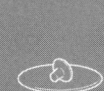

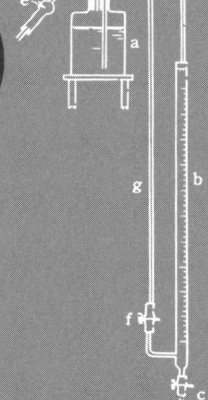

透析とは、半透膜を用いて溶液中でタンパク質や
デンプンなど高分子の化合物と硫酸アンモニウムなどの
低分子化合物を分離する方法をいう。
生体内においては腎臓でこれが行われており、
血液中の老廃物（最終代謝産物，低分子化合物）が
分別され尿中に移行して排泄される。
腎臓の機能に異常が生じた場合には、
血液をいったん体外に取り出し、
これを人工膜で透析して老廃物を取り除いてから
新鮮な血液を再び体内にもどす人工透析も行われている。
牛乳を試料としてこれに食塩を添加し、
透析によって食塩が牛乳から取り除かれることを
実験して透析の原理を確認する。
牛乳をそのまま透析して取り除かれる乳糖を
還元糖の定量法で確認してもよいが、
基礎実験の段階であるので食塩を添加した実験を行う。
食塩は食事摂取において注意すべき調味料である。
食塩の簡易測定法について経験することも目的とする。
食塩量は正式には容量分析で測定するが、
簡便な測定器具も塩分濃度計として開発され
栄養指導などの分野で活用されている。
塩分濃度計は、Na^+ イオンの濃度を電極で測定し、
食塩量に換算して表示するものである.

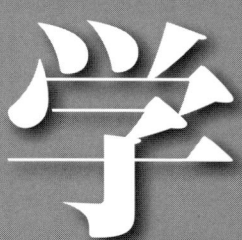
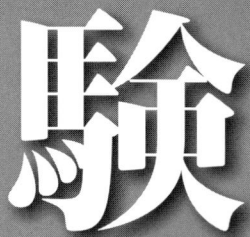

講談社

まえがき

　ヒトの健康を考える際，特に栄養士養成施設においては，食品に対する正しい認識をもつことはきわめて重要である．栄養士法(栄養士養成施設の指定基準について)においても，食品の各種成分の栄養特性について理解することが教育目標のひとつとして示されている．

　本書は，1978年刊行「食品化学実験」(渡辺忠雄／編)を，2001年に「新版 食品化学実験」として橋本，波平，山藤が改訂し，今回，新たに「食品学実験」と改題・改訂したものである．

　食品学や食品衛生学など，多くの科目において講義における知識の習得と同時に実験や実習による体験学習も内容を理解するうえで重要である．食品学実験においては，化学的知識と実験のセンスが重要な基礎となる．本書は「食品学実験」とし，第1章と第2章を「食品学基礎実験」，3章以下を「食品学実験」という構成とした．化学実験に対する基礎的知識と技術を身につけ，食品学実験にかぎらず，生化学実験や食品衛生学実験などの基礎としていただきたい．

　実験を行う目的のひとつに，科学的な考え方や技術を学び，これを身につけることがある．

　本書では，各項目の実験を行うにあたり，その内容を理解するために必要な解説を付し，実験操作，結果においても箇条書きとして実験の内容が容易に理解できるよう工夫した．また，理解を助けるための図表も多くとり入れた．実験指導者の便宜を考え，資料，試薬，器具など必要なものはすべて記載した．各実験の項目は，テーマに関する試料の分析と実験手法を修得することを考慮して組み立てを行っている．

　無理なく，充実した実験経験ができるよう，また実験経験のない学生が回を追って徐々に実験の感覚を養えるよう本書を活用いただければ幸いである．

　本書の刊行に際して，実験項目の予備試験を行っていただいた，吉田淳子助手に深謝する．また，学生指導の面からご助言，ご援助をいただいた中村学園大学短期大学部の稲益建夫教授，中村学園大学太田英明教授，古賀信幸教授および中園栄里助手に感謝する．

　2010年9月

編者　橋本俊二郎

目　　次

まえがき ………………………………………………………………………………… iii

1　実験をはじめる前に …………………………… 1

1.1　化学実験における一般的注意 ………………………………………… 1
1.2　試薬の取り扱い ……………………………………………………………… 2
1.3　測容器の種類と使用法 …………………………………………………… 4
1.4　ガスバーナーの使用法 …………………………………………………… 8
1.5　ガラス管，ガラス棒の切り方 ………………………………………… 8
1.6　定性実験と定量実験 ……………………………………………………… 9
1.7　レポートの書き方 ………………………………………………………… 10

2　基礎実験 …………………………………………… 11

2.1　溶液の作り方 ………………………………………………………………… 11
　　2.1.1　溶液の濃度 …………………………………………………………… 11
　　2.1.2　溶液の作り方例 …………………………………………………… 12
　　2.1.3　実験（試薬の調整）……………………………………………… 13
2.2　標準溶液の調製 ……………………………………………………………… 13
　　実験　0.05 M シュウ酸標準溶液の調製 ………………………… 14
2.3　中和滴定と滴定曲線 ……………………………………………………… 15
　　実験1　0.05 M シュウ酸標準溶液による 0.1 M 水酸化ナトリウム溶液の標定 …… 15
　　実験2　0.1 M 水酸化ナトリウム溶液による 0.1 M 塩酸の標定 …… 17
　　実験3　滴定曲線の作成 ……………………………………………… 17
2.4　酸化と還元 …………………………………………………………………… 19
　　実験1　燃焼反応 ……………………………………………………… 19
　　実験2　過マンガン酸カリウムの酸化作用 …………………… 20
　　実験3　酸化剤，還元剤によるしみ抜き ……………………… 21
2.5　酸化還元滴定 ………………………………………………………………… 21
　　実験1　試料の調製 …………………………………………………… 22
　　実験2　シュウ酸標準溶液による，過マンガン酸カリウム溶液の標定 …… 22
　　実験3　ホウレンソウ試料中のシュウ酸の定量 ……………… 23
2.6　キレート滴定 ………………………………………………………………… 24
　　実験　EDTA による水の硬度の測定 ……………………………… 25

2.7	緩衝液	26
	実験　酢酸緩衝液の調製および緩衝能の測定	26
2.8	比色分析（分光分析）	27
	実験　比色分析による鉄イオン（3価）の定量	29
2.9	透析	31
	実験　食塩を加えた牛乳の透析	32
2.10	コロイド溶液の性質	33
	実験1　寒天のゲル化：寒天濃度の影響	33
	実験2　寒天のゲル化：ゲル化に及ぼす酸の影響	34
2.11	界面活性剤	34
	実験1　表面張力の確認	35
	実験2　ドデシル（ラウリル）硫酸ナトリウム（SDS）の臨界ミセル濃度	35
	実験3　濡れの実験による界面活性剤の測定	37
	実験4　レシチンの乳化作用	38
2.12	蒸留	39
	実験　海水の蒸留	39
2.13	分子量の測定	41
	実験　Dumasの蒸気密度測定法による，揮発性有機物の分子量の測定	41

3　炭水化物　44

3.1	糖の定性反応	44
	実験1　モーリッシュ反応：糖類全般の反応	45
	実験2　アンスロン反応：糖類全般の反応	46
	実験3　フェーリング反応：還元糖の反応	46
	実験4　ニーランダー反応：還元糖の反応	47
	実験5　銀鏡反応：還元糖の反応	47
	実験6　バーフォード反応：単糖類の反応	47
	実験7　セリワノフ反応：ケトースの反応	48
	実験8　オルシノール反応：ペントースの反応	48
	実験9　ヨウ素デンプン反応：デンプンの反応	48
3.2	オサゾンの形成	49
	実験　オサゾンの生成と検鏡	50
3.3	糖の定量	51
	3.3.1　ベルトラン法による還元糖の定量	51
	実験　牛乳中の乳糖の定量	51
	3.3.2　非還元糖の定量	54
	実験　清涼飲料水中のショ糖の定量	55
3.4	デンプンに関する実験	56
	実験1　デンプンの分離	58
	実験2　デンプンの検鏡	59
	実験3　デンプンの糊化とヨウ素デンプン反応	60
	実験4　デンプンの加水分解	62

3.5	食物繊維	63
	実験　酵素重量法(Porsky 法)による総食物繊維定量(TDF)	63

4　脂　質　67

4.1	油脂の定性反応	67
	4.1.1　脂肪酸エステルの反応	67
	実験　ヒドロキサム酸法	67
	4.1.2　不飽和脂肪酸の反応	68
	実験　不飽和脂肪酸の検出	68
	4.1.3　ステロールの反応	69
	実験1　リーベルマン・ブルヒアルト反応	69
	実験2　ザルコフスキー反応	69
	実験3　ジギトニン沈殿反応	70
4.2	油脂の化学試験	70
	4.2.1　化学的特数	71
	実験1　けん化価(SV)	71
	実験2　ヨウ素価(IV)	72
	4.2.2　化学的変数(油脂の変敗試験)	74
	A.　変敗の定性的試験	75
	実験1　クライステスト	75
	実験2　過酸化物検出法	75
	B.　化学的変数の測定	76
	実験1　酸価(AV)	76
	実験2　過酸化物価(PoV)	77
	実験3　チオバルビツール酸価(TBAV)	78
4.3	牛乳からの脂肪の分離	79
	実験　試薬を用いる脂肪の分離	79

5　タンパク質およびアミノ酸　81

5.1	タンパク質の分離	82
	実験1　小麦粉からのグルテンの分離	82
	実験2　牛乳からのカゼインの分離	82
	実験3　卵白アルブミンの分離	83
5.2	タンパク質の定性反応	84
	実験1　タンパク質の呈色反応	84
	実験2　タンパク質の沈殿反応	85
	実験3　タンパク質の凝固	86
5.3	アミノ酸の呈色反応	87
	実験1　アミノ基検出反応：ニンヒドリン反応	87
	実験2　アルギニン検出反応：坂口反応	87
	実験3　ヒスチジン検出反応：Pauli 法	88

　　　　実験4　トリプトファン検出反応：Rohde法 …………………………… 88
　　　　実験5　チロシン検出反応 …………………………………………………… 89
5.4　タンパク質の電気泳動 ……………………………………………………………… 89
　　　　実験　卵白タンパク質の電気泳動 …………………………………………… 90
5.5　タンパク質の定量(ケルダール窒素定量法) ……………………………………… 91
　　　　実験　ケルダール窒素定量法 ………………………………………………… 91

6　無機質　94

6.1　食品の灰化 …………………………………………………………………………… 94
　　　　実験　灰化 ……………………………………………………………………… 94
6.2　カルシウムの定量 …………………………………………………………………… 95
　　　　実験　シュウ酸カルシウム沈殿 ……………………………………………… 95
6.3　リンの定量 …………………………………………………………………………… 96
　　　　実験　モリブデンブルー比色法 ……………………………………………… 97
6.4　鉄の定量 ……………………………………………………………………………… 98
　　　　実験　1,10-フェナントロリン比色法 ………………………………………… 98
6.5　食品の酸度，アルカリ度 …………………………………………………………… 99
　　　　実験　酸度，アルカリ度の測定 ……………………………………………… 99

7　ビタミン　101

7.1　ビタミンA(レチノール) …………………………………………………………… 101
　　　　実験　カールプライス反応を利用したビタミンAの検出 ………………… 102
7.2　ビタミンB_1(チアミン) …………………………………………………………… 102
　　　　実験　チオクロム蛍光法によるビタミンB_1の定量 ……………………… 103
7.3　ビタミンB_2(リボフラビン) ……………………………………………………… 105
　　　　実験　日光照射による牛乳のB_2の変化 …………………………………… 106
7.4　ビタミンC(アスコルビン酸) ……………………………………………………… 106
　　　　実験　インドフェノール滴定法による還元型ビタミンCの定量 ………… 107

8　色　素　110

　　　　実験1　色素成分の分離 …………………………………………………………… 110
　　　　実験2　食品色素の性質 …………………………………………………………… 112
　　　　実験3　かっ変 ……………………………………………………………………… 114

9　牛乳に関する実験　116

実験1　比重 ………………………………………………………………………………… 116
実験2　酸度 ………………………………………………………………………………… 117
実験3　乳脂肪：レーゼ・ゴットリーブ法 …………………………………………… 118
実験4　無脂乳固形分 …………………………………………………………………… 120

10 食品成分の一般分析 … 121

- 10.1 分析試料の調製 … 121
- 10.2 水分 … 122
  - 実験　常圧加熱乾燥法 … 122
- 10.3 タンパク質 … 123
  - 実験　改良ケルダール法 … 124
- 10.4 脂質 … 126
  - 実験　ソックスレー法 … 126
- 10.5 灰分 … 127
  - 実験　直接灰化法 … 127
- 10.6 炭水化物 … 128
- 10.7 食品のエネルギー … 128
- 10.8 実験結果のまとめ … 129

11 食品の機能性 … 130

- 実験　野菜類のラジカル消去活性の測定 … 130

付　表

- 付表 1　元素の周期表 … 132
- 付表 2　緩衝液組成表 … 133
- 付表 3　ベルトラン糖類定量表 … 136
- 付表 4　全乳比重補正表 … 137
- 付表 5　窒素-タンパク質換算係数 … 138
- 付表 6　エネルギー換算係数 … 139
  - 表 6-1　科学技術庁「日本人における利用エネルギー測定調査」に基づくエネルギー換算係数を適用した食品 … 139
  - 表 6-2　FAO のエネルギー換算係数を適用した食品 … 141
  - 表 6-3　暫定的な算出法を適用した食品 … 143
  - 表 6-4　アトウォーター(Atwater)のエネルギー換算係数を適用した食品 … 144

索引 … 145

Chapter 1 実験をはじめる前に

1.1 化学実験における一般的注意

　化学実験では，様々な薬品(試薬)を使い水や火を使用する．このためちょっとした不注意で事故につながる．実験をはじめるにあたって実験室での基本的マナー，試薬や火の使い方の基礎をしっかりと身につけることがまず大切である．

実験着を着用：実験に際しては，必ず実験着を着用する．白衣が一般的である．なお，実験着は，作業着であるから食堂など一般の場所では着用を控えたい．

実験台を清潔に：試薬をこぼしたときは，必ずこぼした本人がすぐ始末をすること．試薬に適した処置を行うことが大切である．処置法がわからないときは，指導者に報告して指示を仰ぐ．実験の終了時は，使用した器具の洗浄や実験台の後片付け，清掃を行う．

薬品が手についたとき，目に飛び込んだとき：化学実験に使用する試薬には劇薬が多い．試薬の基本的な性質を知るとともに適切な取り扱い方を習得することも大切である．

　試薬を飲み込んだり，吸入しないように十分注意する．揮発性の試薬はドラフト内で取り扱うことや，有害な試薬はオートピペットを使うなど指導者の指示に従って実験を行うが，基礎実験においては実験器具の使い方や基礎原理を学ぶため，薄い酸やアルカリなどはピペットを口で吸って定量を採取する．このとき使い方を誤ると口に吸い込むことがあるが，すぐに吐き出し，水道水で十分に口をすすげば大丈夫である．器具の扱い方の基本をよく理解し身につけることが大切である．手についたときも同様に水道水でよく洗えば大丈夫である．目に入ったときは，流水の下に顔を持って行き水を手ですくいながら目を洗う．洗ったあと，必ず指導者に報告して処置の指示を受ける．

ガス，電気，水道の後始末：実験に使用したガス，水道などは使用した本人が責任を持って点検，後始末をすること．水道の栓が完全に閉まっているか，ガスの元栓は閉め忘れていないかなどである．ガスの使い方については，特に注意を要するので別に説明する．

廃液の処理：実験で使用した試薬は，環境汚染の元となるものが多い．有害廃液は分類して貯留しなければならない．このため必ず指定された廃液入れに貯蔵し，流しに流すことがないように注意する．中和すれば無害となる酸，アルカリもそのまま流すことはできないので，いったん別の容器にためておきまとめて中和した後流しに流す．有機溶媒も分別して容器に回収し，業者に依頼して処分する．

実験ノート：テキストとは別に必ず実験ノートを用意する．ノートには実験すべき事項，実験した事項および結果などをすべて記入し保存する習慣を身につける．

　そのほか各実験項目ごとに注意事項があるので実験開始前に実施される講義，プリント，板書など

の注意事項を守って実験をすることが大切である．講義では，実験テーマに関する原理や使用する器具，薬品の使い方，手順などについて説明がなされるので，よく傾聴しノートをとってこれから行う実験の内容をよく理解し，シミュレーションをして実験に臨み，知識や技術を身につけるように心がけることが大切である．

1.2 試薬の取り扱い

　実験に使用する薬品を試薬という．試薬を使用する時は，まず，瓶のラベルをよく読み，間違いがないことを確かめる．実験用の試薬のラベルには名前以外にも役に立つ情報が記載されているので，注意深く読む習慣をつけるとよい．式量，分子量，比重などは溶液を作る時などに利用できる情報である．

　固体試薬を秤り取る時に最も大切なことは，中身を汚さないことである．汚れた薬さじ（スパチュラ，スパーテル）を直接入れると，目には見えなくても何兆個もの不純物の分子が入ってしまう．また，一度取り出した試薬は汚れているので，元の試薬瓶には戻さない．エーテル，アルコール，ベンゼン

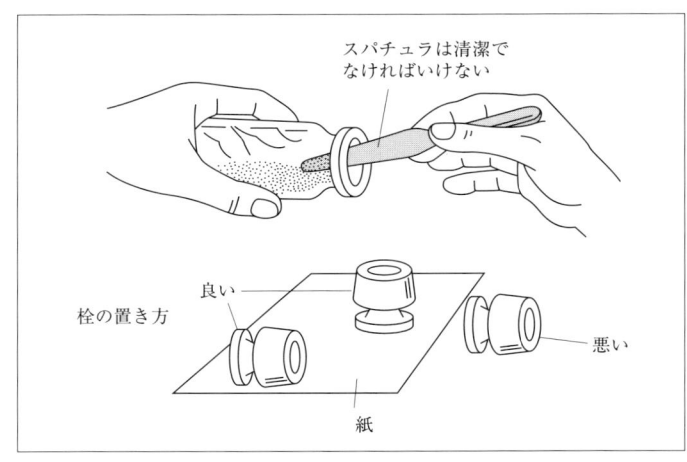

図 1.1　少量の粒状または粉末状の固体試薬の移し方

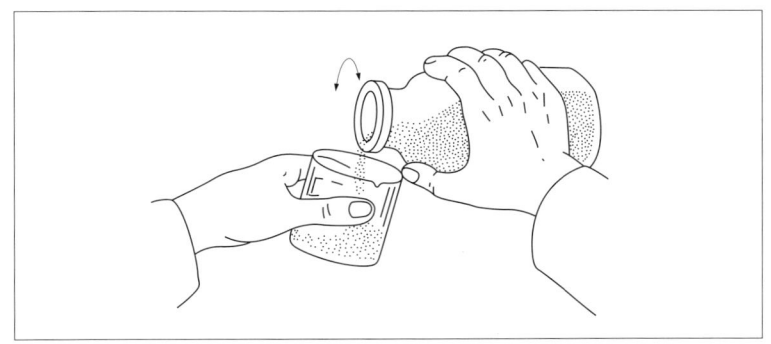

図 1.2　多量の固体試薬の移し方

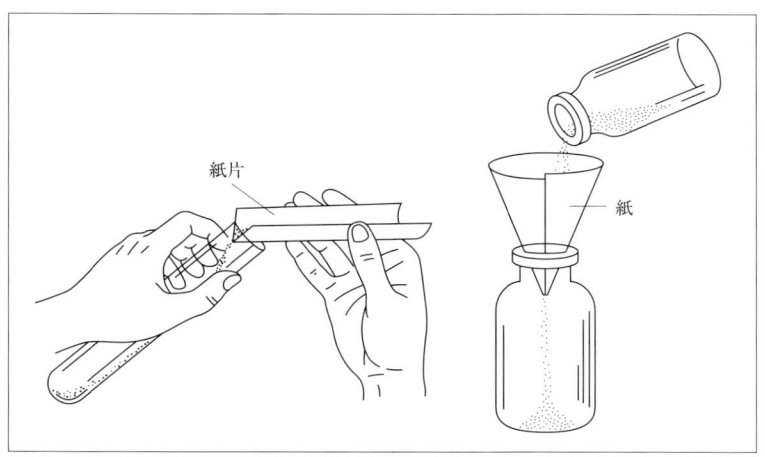

図1.3　紙片を使った移し方

およびトルエンなどの有機溶媒は可燃性であるため取り扱いには注意を要する．特にエーテルは引火しやすいので火気のない所で使用するなど慎重に取り扱うこと．

固体の移し方：少量の粒状また粉末状の固体試薬を貯蔵瓶から他の容器に移すには，一般に乾いた清潔な薬さじを用いる(図1.1)．多量の固体試薬を移す時は，瓶を傾けながら，ゆっくりと回転させながら注ぎ出す(図1.2)．口の小さい容器に移す時は，薬包紙などの清潔な紙片を使うこともある(図1.3)．

液体試薬の移し方(駒込ピペットの使い方)：少量であれば直接清潔な駒込ピペットを用いて移す．一般には，メスシリンダーで一定量を量り取る．駒込ピペットはガラスの太くなった部分を人差し指，親指以

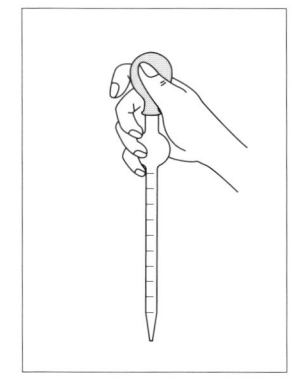

図1.4　駒込ピペットの使い方

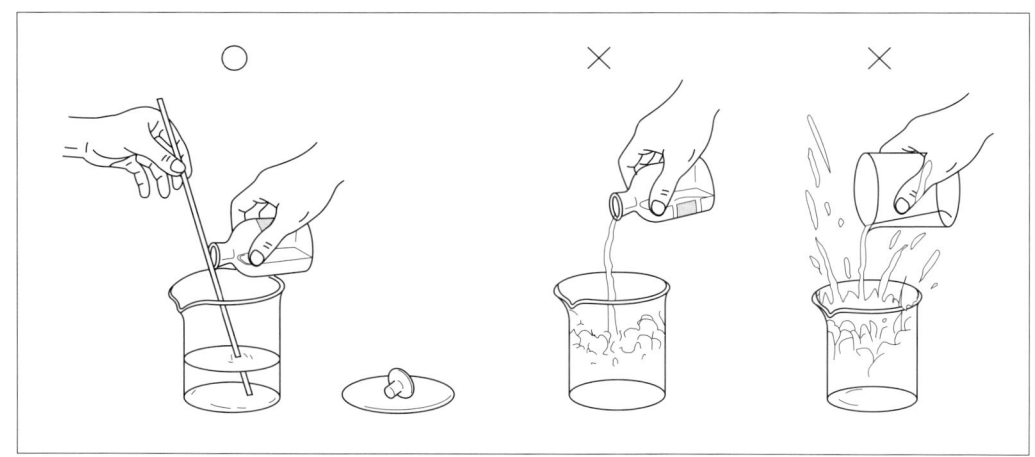

図1.5　液体の移し方

1.2　試薬の取り扱い

外の3本の指と手の平で持ち，液を出し入れする時に人差し指と親指でゴムキャップを押して調節する．ゴムを押さなければこぼれないから，立てたまま移動することができる．ゴムキャップの部分に試薬が入らないよう横にしてはいけない(図1.4)．駒込ピペットには目盛りの付いているものもあるが，この目盛りは目安であり正確ではないので定量を量り取る目的には使用しないこと．多量の試薬をとる時には直接注ぐが，必ず試薬瓶のラベルを上にして持つ．後引きや飛散を防ぐためにはかきまぜ棒を注ぎ口に当てるとよい場合もある(図1.5)．また口の小さい容器に入れる時は乾いた清潔な漏斗を使用する．

1.3　測容器の種類と使用法

化学実験では様々な器具を使用するが，これらの器具には特有の名称がつけられている．まず使用する器具の正式な名称を覚えることが実験の第一歩となる．最も一般的に使用される器具はガラス器具であるが，これらは実験の目的によって使い分けられる．器具の特性をよく理解しておくことも大切である．

実験に使用される試薬は，溶液(水溶液)の状態で使用されることが一般的である．これらを入れるガラス器具は実験の目的によって，ビーカーや三角フラスコ，試験管など溶液や溶媒を入れるだけのものと容積の測定に使用するもの(ビュレットなど)がある．容積測定器具は種類によりその精度が異なっており，実験の目的によって使い分けなければならない．

容積の測定に用いられるおもな容器はビュレット，ピペット，メスフラスコ，メスシリンダーである(図1.6, 図1.12)．これら基本的なものに加えて，微量用に工夫されたもの，自動(オート)ビュレットやオートピペットなど種類も豊富になっているのでいくつか例を挙げておく(図1.7)．

ビュレットの使用法：ビュレットには，容量 10, 25, 50 mL などがあり，滴下始めと終わりの目盛

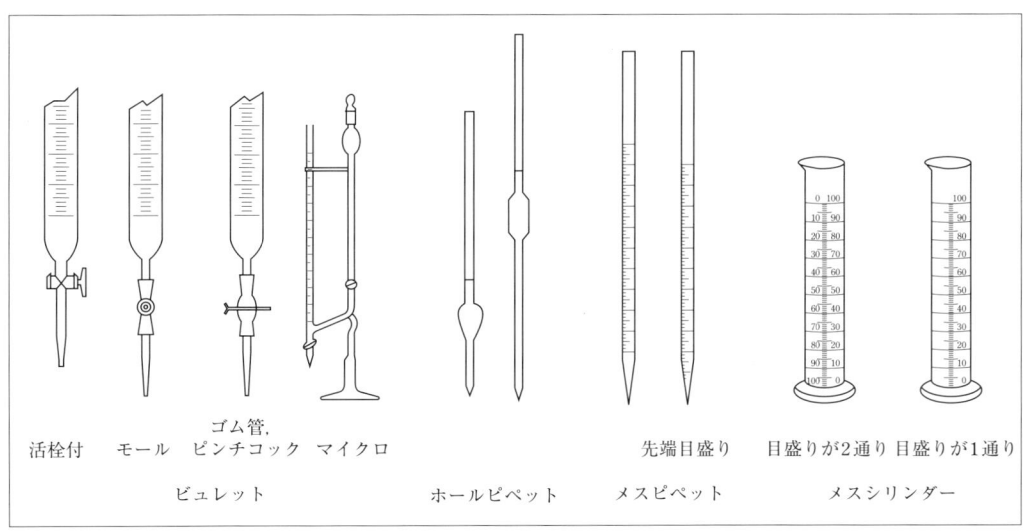

図1.6　測容器

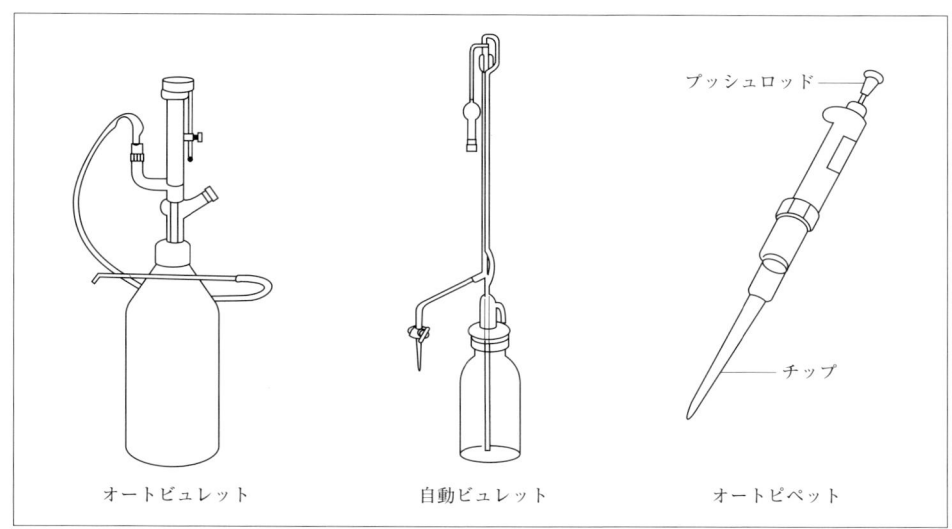

図1.7 オート（自動）ビュレットやオートピペット

りを読むことにより，任意の液量を流出させることができる．通常 mL を示す主目盛りと 0.1 mL を示す副目盛りが刻んである．容量 2.5 mL のミクロビュレットでは 0.01 mL の目盛りがある．どの場合も目盛りの間を目測で 10 等分して読み取る．測定値の最後の 1 桁はこのようにして得た不確かな数である．ビュレットの先端は細く，液の流れを調節するために活栓（コック）か，またはゴム管とピンチコックが付いている．ガラスの活栓はアルカリには使用できず，ゴム管は過マンガン酸カリウムや硝酸銀溶液には使用できないので試薬によって使い分ける必要がある．テフロンコックであればどの場合にも使用できる．光によって変質する試薬を使う場合は褐色のガラスでできたビュレットを使用する．

　操作は次のようにして行う．清潔なビュレットに，満たすべき液体を少量入れて洗う（共液洗浄）．漏斗をつけてゼロの目盛りの上まで液体を入れる．漏斗をはずし，コックを開いて液を流下させて空気を追い出し，先端まで液で満たした上で，メニスカス（図1.8）の底がゼロの目盛り線以下に来るようにする．この時，メニスカスの底の位置を，目測を加えて 0.01 mL まで読み取って記録する．コックを開いて（図1.9）所用の液量を流し出した後，同様に読み取る．2つの読みの差がビュレットから流出した液の体積である．

ホールピペットの使用法：ホールピペットは特定の体積の液体を正確に量り取るために使用する．ピペットの上部の刻線にメニスカスの底が接するように液体を満たしてから流出させる．操作は次のとおりである．乾いた清潔なピペットの先端を溶液中に差し込み，刻線のわずか上まで液を吸い上げて人指し指を当てて止める（図1.10）（溶液を吸引する時，ピペットの先端が液面から離れると空気が入り試薬を口の中に吸い込むので注意する）．先端が液面の上に出るように持ち上げてから，人指し指を軽く弛めてメニスカスの底が刻線に接する所まで液を落として止める．この内容物を受器に移せば望みの量の液が得られる．口で吸引できない溶液には安全ピペッターを用いる．流出が終わってから，約 20 秒間直立保持しておくと，ピペットの壁面に付着していた液が先端に溜まってくる．この時，

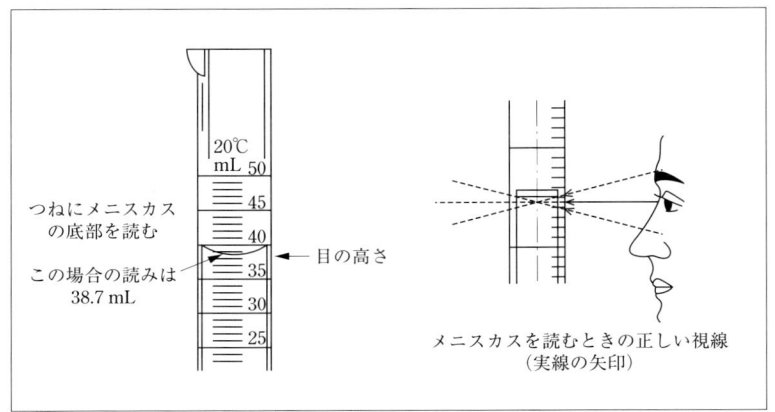

図 1.8　メニスカスの読み取り方

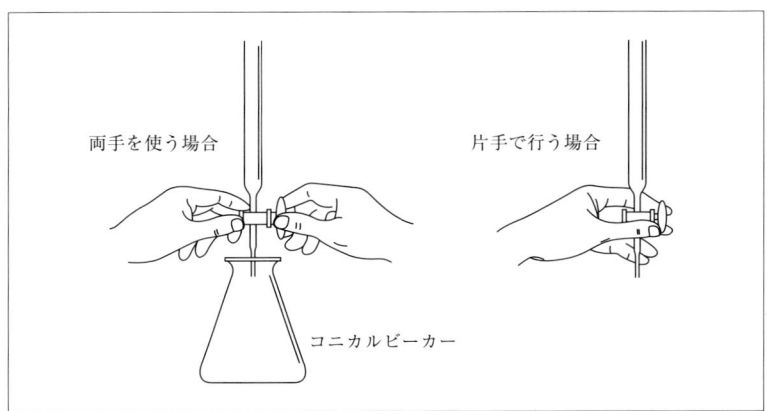

図 1.9　コックの操作法

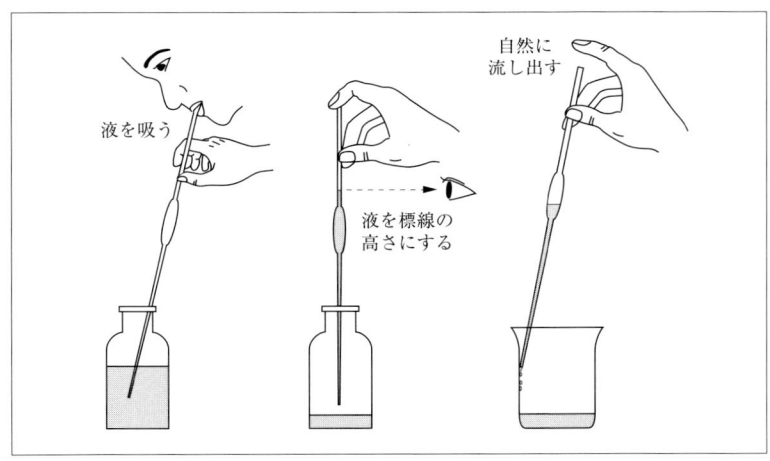

図 1.10　ピペットの使い方

上口を指で押さえて，一方の手の平で中央球部内の空気を暖めて膨張させて溜まった液を押し出す．一度出した後でまた溜まった液は追加しない．

メスピペットの使用法：任意の液量が量り取れるように目盛ってある．サイズはさまざまあるので，必要な液量をできるだけ範囲いっぱいで使用するものを選ぶと誤差が少ない．ホールピペットの場合と同じように液を吸い上げてメニスカスを合わせてから目的の容量を示す目盛りまで液を流出させる．たいていの場合は先端目盛ではないので，人差し指で止めて流出量を調節する．量り取った量はビュレットの場合と同じく，始めと終わりの目盛の差で求める．少量はマイクロピペット（図1.11）やマイクロシリンジでとる場合もある．後で述べるオートピペットにはmLのスケールでとれるものもある．

オートピペットの使用法：チップを使用するので使い捨ても可能で，また，手袋着用のままでドラフト内での使用に適するなど，遺伝子工学や半導体工学の需要に応えてますます機能や種類が豊富になっている．必要な目盛りを合わせておけば，チップ脱着も，液の採取も，片手で操作できる．ただし，誤差を少なくするには熟練を要する．

　使用する前に親指でプッシュロッドを押して，最初と2段階目の2か所で止まることを確認しておく．プッシュロッドを1段目まで押してからそのままチップの先端を液内に入れ，静かに親指の力を抜いてチップ内に液を吸い上げる（このとき親指を離しても液はこぼれないからピペットを決して横に倒してはいけない）．そのまま移す容器に入れ親指でゆっくり押して液を押し出す．チップ先端に残った溶液は2段目まで押して押し出す．

メスフラスコの使用法：メスフラスコは図1.12のように首の長いフラスコで，ガラス摺り合わせの栓がついている．モル濃度のように精度の高い溶液を作成するときに使用する．首の中央付近に容積を示す刻線がある．この線にメニスカスの底が接するように入れて容量を量るものである．この操作をFill up（定容にする）という．Fill up後，栓をして逆さにしよく振り混ぜることが大切である．ほとんどの場合，線は一本だけで，その線まで入れた時の液量が示されている．2本線がある場合は，下の線が入れた液の量を，上の線はその液量を他の容器に移す場合に入れるべき量を示している．

メスシリンダーの使用法：これは，すばやく簡便に溶液を量る場合に使用するものである．今まで述べた4種を使うほど正確でなくてもよい場合に使用する．やはり，目盛り線にメニスカスを合わせて読むが，径が広いので不正確になるし，また容量が大きくなると誤差も大きくなる．ちょうどよい大きさ（容量）のメスシリンダーを選ぶようにする．

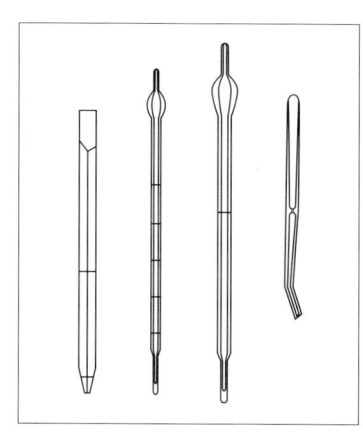

図1.11　マイクロピペット

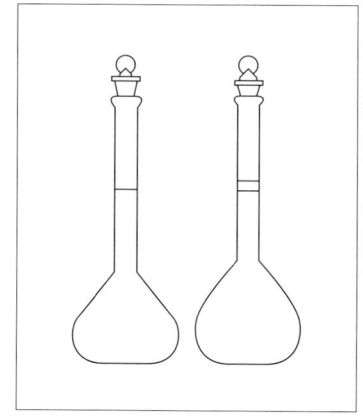

図1.12　メスフラスコ

1.4 ガスバーナーの使用法

実験用ブンゼンバーナー(図 1.13)：実験室には他にもガラス細工用などの特殊なバーナーもあるが，一般の加熱用にはブンゼンバーナーを使用する．

　図のネジAはガス量の調節に，ネジBは空気の量の調節に用いる．バーナーで加熱したいときの手順は以下のとおりである．まず，A, Bのネジが両方ともしっかり締っていることを確認してから，ゴム管でつながっている台上のガス栓を開く．次に，Aをゆっくり開きながら，バーナーの先端部のすぐ下に燃えているマッチをかざす．点火できたら，Aで強さを調節し，Bをゆっくり開いて空気を入れ，赤い輝きのない青い炎になるようにする．赤い炎は不完全燃焼で，すすが多く，発熱量が小さい．空気を入れすぎるとバーナーの円筒の中で燃えるいわゆる引き込み炎になることがある．引き込み炎を見つけたら，バーナーに手を触れずに，台のガス栓を閉じる．この時，あわててバーナーに触れると火傷する．炎の調節の仕方と，効率的な加熱の位置の選び方は図 1.14 を見て考える．

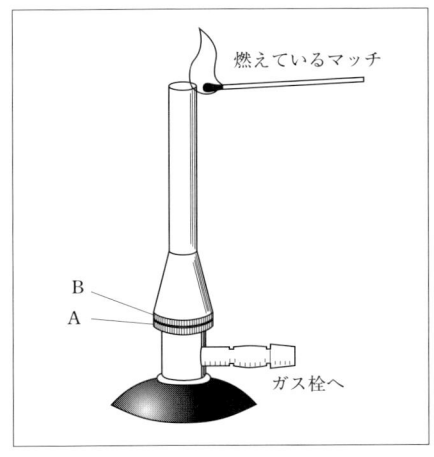

図 1.13　バーナーの点火法

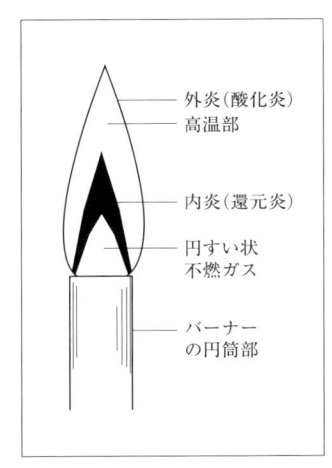

図 1.14　バーナーの炎
光輝のない炎の断面図

1.5 ガラス管，ガラス棒の切り方

　実験に必要な器具はほとんど既製品で入手できる．特殊な器具は特注もできる．ここでは，最低限必要な，ガラス管やガラス棒を適当な長さに切断する要領と，切ったあとを焼き丸めておくことだけについて述べる．毛細管を作ることや，管を曲げることは必要に応じて指導を受けてもらいたい．

切断：まず，切断しようとする位置にヤスリで傷を付ける．傷跡を濡らして，傷が外側になるように両手で持ち，傷の真後ろの両側面に親指を当てて(図 1.15)その親指で押しながら，他の指で手前に引き加減に左右に引っ張って切断する．傷の付け方が悪いと切断面に突起が出たりするが，これはヤスリで軽くこすって除くことができる．

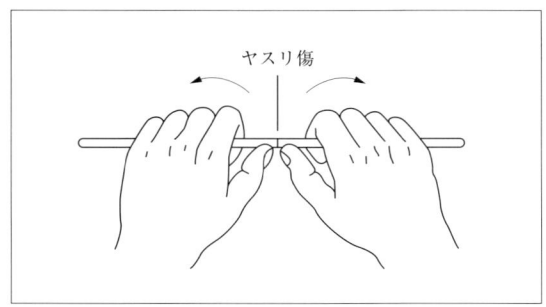

図 1.15 ガラス管の折り方

焼き丸め：ガラスの切断面は鋭利であるため，けがをしたりゴム管を傷めたりする．したがって切断したものは焼き丸めておく．切断箇所をよく乾かしてからバーナーの炎の高温部に入れて，ガラスを回転させながら均一に加熱する．先端部が赤くなり，端が丸くなったら，炎から取り出し放冷する．冷えるまでは，人が手を触れないよう注意する．

ガラスが赤く焼けているときは柔らかくなっているので引き延ばすことも膨らますこともできる．工夫していろいろ試みるとよい．

1.6 定性実験と定量実験

化学実験は，その目的や操作によって定性実験と定量実験に分けられる．その実験が定性か定量かで使用する器具，操作などが異なってくるのでよく理解してからはじめることが重要である．

定性実験は，その反応が陽性（＋）か陰性（−）かで結果を判定する．陽性の場合，反応の強さで＋，＋＋，＋＋＋などと表すこともある．

定量実験においては，得られた結果を数値（測定値）で表す．このとき実験操作には細心の注意を要する．

定量実験における誤差と正確さ：定量実験においては，分析する試料や実験の目的によって求める測定値の正確さ（精度）は異なる．そのため目的に合った測定値が得られるように使用する器具（てんびんや測容器）を正しく選択することが大切である．定量に用いられる測容器には表 1.1 に示すように種類，容量により測定できる精度と公差が定められている．てんびんも 10,000 分の 1 g まで秤量できる化学てんびん（図 2.1）から 10 分の 1 g までの精度しかない上皿てんびん（図 2.2，図 2.3）まであり目的によって使い分ける．また実験の操作においていくつかの測容を行う場合，得られた結果の精度はもっとも精度の低い測容器の精度に基づく値となるから注意を要する．

定性実験においては一般に，精度は低くてかまわないことが多いから駒込ピペットの目盛りを利用した測容で十分な場合もある．

計算結果における有効数字：定量実験においては，試料および測定の目的，また使用するてんびんや測容器の精度から，得られた測定値の正確さは決まってくる．計算を伴う測定値の場合，有効な数値は何桁までとなるか，求めようとする精度はどこまでであるかをよく考慮して計算しなければならな

表1.1　メスフラスコ，ピペット，ビュレットの公差

メスフラスコ[*1]	全容量	10以下	25以下	50以下	100以下	250以下	500以下	1,000以下
	公差	0.04	0.06	0.1	0.12	0.15	0.3	0.6
ピペット[*2]	全容量	0.5以下	2以下	10以下	25以下	50以下	100以下	200以下
	公差	0.005	0.01	0.02	0.03	0.05	0.1	0.15
ビュレット	全容量	2以下	10以下	25以下	50以下	100以下	200以下	200以上
	全容量1/2未満での公差	0.005	0.01	0.02	0.025	0.05	0.1	0.15
	全容量1/2以上での公差	0.01	0.02	0.04	0.05	0.1	0.2	0.3

[*1] 受用の値，出用では公差は2倍となる
[*2] ホールピペットの値

い．一般に測定にはできるだけ精度の高い器具を用いて注意深く実験を行い，計算の段階で調整（四捨五入など）をして目的に合った値を求める．乗除計算などを卓上計算機で行う場合，数値の何桁までが意味のある（有効な）値であるかを見極める必要がある．

1.7　レポートの書き方

　実験結果は記録しなければならない．またそれをまとめてレポート（報告書）を作成することは実験の目的，原理などを再確認し理解するうえでも重要な作業である．研究実験においては，実験結果をまとめて論文として公表することが行われる．レポートを作成することにより実験の理解を深めるとともに表現力を身につけることができる．

　化学実験におけるレポートは，実験題目，実験月日，学籍番号，氏名，共同実験者（敬称は不要）のほか，以下の項目について記載して指定の期日までに提出する．

目的：実験を行う目的を考え，簡潔（1～2行）にまとめて書く．

原理：目的を達成するために行う実験は，どのような原理に基づいて組み立てられているかを考える．本書の各章にある説明と化学や食品学の教科書を参照して知識の確認をして簡潔な文章にまとめる．

実験材料および方法（操作）：実験に使用した試料および操作を記載する．実験書を写すのではなく流れ図のような形にまとめるなど工夫して記載する．実験操作の意味を理解し，説明できるようにまとめることが重要である．なお，レポートにおいては操作は過去形で記載する．

結果：実験を行ったことによってどのような変化が見られたかを記録する．また詳細な観察により的確に判断して結果を導く．

考察：考察とは実験の結果について考えて推察することをいう．実験を行って得られた結果からなにが分かったかを得られた結果に基づいて説明する．定量実験においては，食品成分表との比較などを行い考察する．また実験のテーマに関連する事項を教科書や図書館などで調べて考察する．考察は英語ではDiscussionと言う．結果や実験について自分で討論（自問自答）して書く．

Chapter 2 基礎実験

　基礎実験では，これから食品学や生化学の実験を始めようとする人たちが，まず，基本的な実験操作に慣れ，基本的な原理を考える訓練を受ける，いわば実験入門である．試薬や器具の取り扱い方，また実験の操作から科学的なものの考え方を学び身につけることが大切である．実験の目的，操作における注意事項の意味をよく考え，理解しながら実験を行うことにより基本的なものの考え方を身につけることができる．

2.1 溶液の作り方

　溶液とは，溶質を溶媒に溶解した液体のことをいう．その濃度は，溶液全体に対する溶質の割合で表す．濃度の表し方は以下に述べるようにいろいろあるが，実験の目的や溶質の含有量に応じて適切な濃度表示を使用する．また溶液を作製する場合は，使用目的に適した精度が得られるように量(秤)り方や器具を選択する．実験の目的によっては簡単に作った溶液で十分な場合もある．また容量分析の項で実験するように作製後に正確な濃度を決める(検定する)こともできる．

2.1.1 溶液の濃度

濃度：化学実験では一般に重量(weight)パーセント(質量パーセント)が用いられる．すなわち溶液100 g中に溶けている溶質のg数である．有機溶媒を混合するときなどは溶液100 mL中の溶質(液体)のmLの割合で表すこともある．このときは容量(volume)パーセントという．牛乳やジュースなど液状の食品(試料)中の成分の濃度などは，100 mL中のグラム数(g/100 mL)で表すこともある．このときは%(W/V)と表示する．

　食品中のビタミンやミネラルなど成分(溶質)の含有量が少ない場合はmg%(食品100 g中の成分のmg数)やμg%(同じくμg数)も用いられる．また実験においては溶液1 mL中の溶質の量(mg)mg/mLなども用いられる．

　微量成分の表示には，全体を1,000,000としたときの割合(百万分率，ppm)で表示することもある．さらに微量の場合は十億分率(ppb)が使われることもある．

モル濃度(M)：食品を構成する成分など物質は元素が一定の割合で結合した分子の形で存在する．分子や原子が6×10^{23}個集まった量を分子量または式量といい，これにグラムをつけた量を1モル(mole，記号mol)で表す．

　溶液1 L中に溶解している溶質のモル数(mol/L)をモル濃度(モーラー，molarity)といいMで表す．たとえばグルコース(ブドウ糖)の分子量は180であるから1モルは180 gである．溶液1 L中に18 g(0.1

モル)のブドウ糖を溶かした溶液の濃度は 0.1 M となる.

2.1.2 溶液の作り方例

A 溶質が固体の場合

例 1. 5%食塩水を 100 g 作る.

%濃度で表す溶液は，それほどの精度は要求されないので以下の要領で作成する.

食塩(NaCl)の結晶を上皿てんびんで 5.0 g 秤り取ってビーカーに入れ，メスシリンダーで量った 95 mL の精製水に溶解する.

例 2. 容量分析の標準溶液(正確な濃度の溶液)を作る.

これについては 2.2 節で別途実験する.

B 溶質が液状の場合

有機溶媒はそれ自身が液体であるが，水に溶けやすい気体を濃い水溶液にして試薬として市販されているものもある．エチルアルコールや酢酸は前者であり，アンモニア，塩酸，硫酸，硝酸，過酸化水素などは後者である．これらの試薬には含有量(%)および比重が表示されているので，それらを用いて計算して，だいたいの薄め方の見当をつける．このような試薬の場合これらの数値はそれほど精度の高いものではなく，時間が経つと変化する(揮発や吸湿)からこれでよい．

例 3. 濃硫酸を薄めて，3 M の硫酸を 100 mL 程度作る.

硫酸の化学式は H_2SO_4 で式量は 98.08 である．試薬として入手する濃硫酸は濃度 95～97%で比重は 1.84～1.87 の範囲である．3 M というのは有効数字が 1 つなのでかなりおおざっぱな薄め方でよさそうである．まず濃硫酸が何 M か計算してみる．

95%濃硫酸の場合，1 L の重さは (1.84×10^3) g で，そのうち 95%の 1.75×10^3 g が硫酸である．これを式量で割ると 17.8 M となる．97%の場合は，同様に計算すると 18.5 M になる．どちらの場合も小数点以下の数字はたいへん不確かであるから，一般に濃硫酸のだいたいの濃度は 18 M とされている．

そこで 3 M の硫酸を作るにはこの硫酸を 6 倍希釈すればよい．計算をわかりやすくして 20 mL の硫酸を 100 mL の精製水で薄める．この場合，精製水をメスシリンダーで 100 mL 量り取ってビーカーに入れ，冷やしながらメスシリンダーで量った硫酸を混ぜながら加える．1 M の硫酸が必要な時は，同様に，体積で 17 倍量の精製水の中に，濃硫酸を溶かし込めばよい．正確な濃度の液を液体試薬の希釈から直接作ることは困難であるから，必要な場合は適当な標準溶液を用いて標定する．

同様な計算法によって，他の試薬についても濃度を概算することができる．その結果を表 2.1 にまとめておくが，モル濃度を各自計算して確かめると練習になる．なお，希釈の仕方は硫酸に準じて考

表 2.1　試薬の濃度の概算

試薬	濃硝酸	濃塩酸	アンモニア水	氷酢酸
式量	63.01	36.46	17.03	60.05
濃度(%)	61%	36%	28%	99.0%
比重	1.38	1.18	0.90	1.05
モル濃度	13 M	12 M	15 M	17 M

えればよい．

例 4． 100 mL の濃塩酸を何 mL の水で薄めたら 10％の塩酸ができるか．

塩化水素(HCl)が水に溶けた液を塩酸という．塩酸の比重は 1.18 だから 100 mL の重さは 1.18 × 100 ＝ 118 g となる．このうち 36％が塩化水素だから 100 mL 中の塩化水素の量は 118 × 0.36 ＝ 42.48 g となる．加える水の量を A mL(比重 ＝ 1.00)とすると {42.48/(118 ＋ A)} × 100 ＝ 10％から A ＝ 306.8 ≒ 307 mL となる．

例 5． 15％のエタノールを 100 mL 作る．

エタノールなどのように，それ自身が液体である物質を溶液にする場合，特に断らなければ，％は容量パーセントで示される．またメスシリンダーで量って作るような場合は，不純物としてわずかに含まれる水を無視して，エタノール 15 mL に精製水 85 mL を加えて混ぜて作る．

例 6． 1 M 酢酸を 1 L 作る．

市販の一級氷酢酸(分子量 60.05)は純度 99.0％程度，比重 1.05 程度である．氷酢酸のモル濃度は，約 17 M となっている(1,000 × 0.99/60.05 ≒ 16.6)．したがって 17 倍希釈すればよいから，60 mL の酢酸を水に溶かして 1 L にする．精度が低いので，メスフラスコは使わなくてもよい．メスシリンダーで精製水を 940 mL とって 1 L ビーカーに入れ，酢酸を 60 mL メスシリンダーで量って入れてよくまぜる．測容器の中で溶かしてはいけない．

2.1.3 実験(試薬の調製)

実験を始める前にまず試薬や器具および試料を準備しなければならない．実験の目的(例えばダイコン中のビタミン C の量を測定する)を確認し，これを実行するための実験方法を組み立てる．必要な試薬の種類と量を計算し，これに見合う量を調製する(調製試薬の作製)．

基礎実験で使用する試薬の一部を実際に調製してみる．作製に当たり，まずそれぞれの調製試薬の精度を実験目的に沿って考え，作製方法(計算，手順)および作製に必要な器具を明記して説明できるようにしておく．指導者の確認を得てから調製する．

> 3％過酸化水素水 200 mL，0.1 M 酢酸 200 mL，0.1 M 酢酸ナトリウム 500 mL，0.1 M 塩酸 1 L，0.1 M 水酸化ナトリウム 1 L，0.02 M 過マンガン酸カリウム 500 mL，硫酸(1：3) 120 mL，硫酸(1：4) 500 mL，ジャベル水(p.21 参照) 50 mL，10％チオ硫酸ナトリウム 300 g，6 M 塩酸 300 mL，10％チオシアン酸アンモニウム 300 g

2.2 標準溶液の調製

容量分析を行う．反応にかかわる物質の量を，体積を測定することによって求めるので容量分析という．分析には濃度の基準になる溶液が必要であり，これを標準溶液という．ここでは中和滴定と酸化還元滴定で基準溶液として使用するために，シュウ酸標準溶液を調製する．中和滴定用には，一般的にはフタル酸水素カリウム，炭酸ナトリウムなども使用される．標準溶液になりうる物質は，精製が容易で，吸湿性がなく，空気中の成分と反応しない安定な結晶状態で得られ，しかも水に対する溶

解度がある程度は大きいものである.

実験　0.05 M シュウ酸標準溶液の調製

中和滴定および酸化還元滴定の基準溶液となるシュウ酸標準溶液を作製する．また定量実験の基本的考え方，操作法を学ぶ．

試　薬

シュウ酸結晶($H_2C_2O_4 \cdot 2H_2O$，分子量 126.0665）：市販の特級試薬

器　具

電子てんびん（図 2.1），上皿てんびん（図 2.2），250 mL メスフラスコ，秤量瓶，50 mL ビーカー，漏斗，漏斗台，かきまぜ棒，三角フラスコ，ラベル

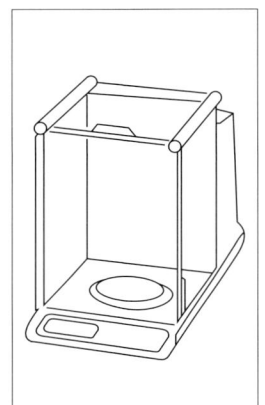

図 2.1　電子てんびん

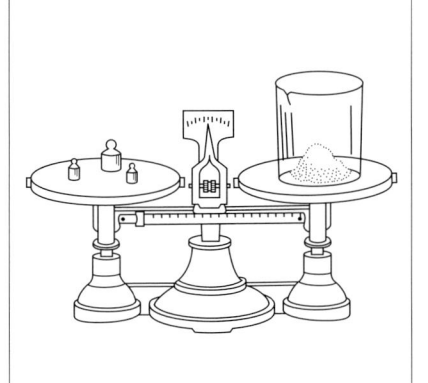

図 2.2　上皿てんびん

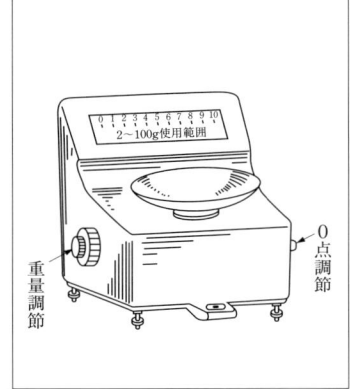

図 2.3　自動上皿てんびん

操　作

1) 標準溶液として 0.05 M シュウ酸 250 mL を作るために必要な結晶シュウ酸の量を，試薬の項のシュウ酸の分子量を参考として小数以下 4 位まで計算する．これが理論値である．

　　　　　　　　　　　　 g

2) 上皿てんびん（感量 0.1 g）の両側に薬包紙を置き，左方に 1) で求めた理論値に最も近い分銅を乗せ（小数以下 1 位まで），右方の皿にシュウ酸結晶を乗せてつり合わせる．自動上皿てんびん（図 2.3）で，目盛りを読みながら乗せてもよい．

3) 2) で量ったシュウ酸を秤量瓶に移し，ふたをして，合計の重さを電子てんびんで小数以下 4 位まで読む．

　　　　　　　　　　　　 g

4) シュウ酸を 50 mL ビーカーに移し，秤量瓶に再びふたをして同様に小数以下 4 位まで秤量する．

　　　　　　　　　　　　 g

3) から 4) を差し引いたものが，250 mL の溶液にしようとしているシュウ酸の重さである．

　　　　　　　　　　　　 g

5) 4) でシュウ酸を入れたビーカーに，器壁を伝わらせて精製水を注ぎ入れ，かきまぜて溶かし，

漏斗を使って 250 mL メスフラスコに入れる．1 回で溶け切れない場合は残った結晶を沈ませてから，上澄みだけを入れる．固体はメスフラスコに入れてはいけない．シュウ酸を溶かして移し終えたらビーカーを少量の精製水で数回洗い込み，かきまぜ棒も漏斗も洗い込む（この操作を定量的に移し込むという）．

6) 漏斗をはずし精製水を直接入れる．刻線のすぐ下まで液が入ったら，駒込ピペットで 1 滴ずつ精製水を加えて，メニスカスの底を刻線に合わせる（p.6, 図 1.8 参照）．メスフラスコに栓をして上下を逆さにしたり戻したりを繰り返してよくまぜる．これで，秤量したシュウ酸を全部溶かし込んだ濃度均一な溶液ができる．この液は次の 2 回の実験に使用するので，指定された容器に入れ，栓をし，ラベルを貼って保存する．ラベルには，0.05 M シュウ酸　力価(f)＿＿＿＿＿＿＿＿＿＿＿＿＿＿と書き，クラス名と，班名を記入する．

力価(f)の計算：目的の濃度は 0.05 M であるが，理論値とまったく一致する量を量り取ることはできない．近い値を正確にとって溶かせばよい．ほんの少しずれていても実験の目的には十分適っている．ただし，どれだけずれているかは示さなければならない．これを力価(factor : f)という．できた液の濃度が目的の濃度より少し大きければ力価は 1 より大きくなり，小さければ 1 より小さくなる．濃度は秤量値と溶液の体積から簡単に計算でき，その濃度を 0.05 で割ることによって力価が求められる．また次のようにして求めることもできる．

$$力価(f) = 秤取量/理論値$$

力価は一般に小数以下 3 位までを有効数字として使用する．容器の公差や温度による変動などを考慮しているためである．

こうして求めた力価が 1.000 だとすると，0.1 M が目標であれば濃度は 0.1000 M，0.05 M が目標であれば 0.05000 M という計算になる．ところが，水溶液では濃度の小数以下 4 位に温度の変化による誤差があるので 5 位は無意味となる．したがって，0.0500 M としなければならない．

同様に，力価が 1.002 であれば，濃度は 0.05 × 1.002 = 0.0501 M，力価が 0.996 であれば 0.0498 M である．

2.3　中和滴定と滴定曲線

中和反応とは，酸とアルカリ（塩基）が反応して塩（えん）と水が生じる反応をいう．酸とは，水溶液中で水素イオン（プロトン，H^+）を与える物質をいう．アルカリは塩基ともいい，水酸化イオン（OH^-）を持ち水素イオンを受け取って水を生成する．アルカリは無機化合物の場合をいい，有機化合物の場合は一般に塩基という．

中和滴定では，下に示すように一定量の酸溶液にアルカリ溶液を滴下しすべての酸が消費されて過剰のアルカリにより反応液の pH が急激にアルカリ側に変化する時点を終点（中和点）とみなして滴定する．終点は，フェノールフタレインなどの pH の変化で色調が変わる pH 指示薬を用いて検出する．

実験 1　0.05 M シュウ酸標準溶液による 0.1 M 水酸化ナトリウム溶液の標定

標準溶液として作製したシュウ酸溶液を用いて中和滴定を行い，水酸化ナトリウム溶液の濃度（力

価)検定を行う.

　シュウ酸は2価の酸であるからその1モルは2モルの水酸化ナトリウムと反応する．したがって0.05 M のシュウ酸溶液は同体積の0.1 M 水酸化ナトリウム溶液と反応し中和される．シュウ酸溶液は酸性であるが中和滴定によりすべてのシュウ酸がシュウ酸ナトリウムに変化した時点で溶液は中性(pH 7)となり，わずかに滴下した水酸化ナトリウムで急激にアルカリ性となる．指示薬としては，酸性および中性では無色であるがアルカリ性で紅色を呈するフェノールフタレインを使用して終点を検出する．

$$\begin{array}{c}\text{COOH}\\|\\\text{COOH}\end{array} + 2\text{NaOH} \longrightarrow \begin{array}{c}\text{COONa}\\|\\\text{COONa}\end{array} + 2\text{H}_2\text{O}$$

試　薬

0.05 M シュウ酸標準溶液：2.2 節(p.14)で調製した溶液

0.1 M 水酸化ナトリウム溶液：特級水酸化ナトリウム 4.0 g を精製水に溶かして 1 L にする．濃度未知の酸の標定に使用する時は，使用直前に酸標準溶液で標定して正確な濃度を求める．

フェノールフタレイン指示薬：フェノールフタレインを 50%エタノール水溶液に溶かし 0.1%にする．

器　具

モールビュレット，10 mL ホールピペット，コニカルビーカー 3 個

操　作

1) モールビュレットに 0.1 M 水酸化ナトリウム溶液を入れ，先端から空気が抜けるまで流し出す．その時のメニスカスの底で目盛りを小数第 2 位まで読み記録する．

2) シュウ酸標準溶液 10 mL をホールピペットで正確にとり(p.6, 図1.10 参照)コニカルビーカーに入れる．コニカルビーカーはよく洗ってあれば精製水で濡れたまま使用してよい．

3) フェノールフタレイン指示薬を 2, 3 滴加える．

4) シュウ酸の入ったコニカルビーカーにビュレットから水酸化ナトリウム溶液を 1〜2 滴ずつ滴下し，その都度泡立てないように注意しながらよくふりまぜる．1滴で，溶液全体が無色から微紅色に変わったところで滴下を止め，目盛りを読み記録する．これが滴定の終点である．50 mL のビュレットの場合，目盛りは 0.1 mL の位までついているので，その間を目測で 10 等分して読み，0.01 mL の位までを有効数字とする．

　終点の読みから始めの読みを差し引いたものが滴定値である．2)〜4) の操作を少なくとも 3 回繰り返してその滴定値を平均する．

　滴定値間の差が 0.3 mL を越える場合はやり直し，疑わしい値を除いた 3 回を平均する．

結果の整理

回数	始めの読み	終点の読み	滴定値(mL)
1			
2			
3			
平均	───	───	$v_1 =$

滴定値の平均(v_1)から 0.1 M 水酸化ナトリウムの力価(f_2)を求める．

$$f_2 = \frac{f_1 \times v_0}{v_1}$$

f_1：0.05 M シュウ酸標準溶液の力価（2.2 節参照）　　　_____

v_0：0.05 M シュウ酸標準溶液の量　　　_____ mL

v_1：0.1 M 水酸化ナトリウム溶液の滴定値　　　_____ mL

0.1 M 水酸化ナトリウム溶液の正確な濃度　　　_____ M

実験 2　0.1 M（力価：f_2）水酸化ナトリウム溶液による 0.1 M 塩酸の標定

濃度（力価）のわかった水酸化ナトリウムを用いて塩酸の濃度（力価）を求める．

$$\text{NaOH} + \text{HCl} \longrightarrow \text{NaCl} + \text{H}_2\text{O}$$

試 薬
0.1 M 水酸化ナトリウム溶液：実験 1 で標定したものを使用

0.1 M 塩酸：市販特級濃塩酸（例　比重 1.18，約 37%）約 12 M（2.1 節参照）を 8.8～8.9 mL とり，精製水で 1 L にする．

器 具
モールビュレット，10 mL ホールピペット，コニカルビーカー 3 個

操 作
シュウ酸ではなく，塩酸を使用する．他は実験 1 と同じ．

結果の整理

回数	始めの読み	終点の読み	滴定値(mL)
1			
2			
3			
平均	—	—	$v_2 =$

滴定値の平均（v_2）から 0.1 M 塩酸の力価（f_3）を求める．

$$0.1\text{ M 塩酸の力価}(f_3) = \frac{f_2 \times v_2}{v_0}$$

f_2：0.1 M 水酸化ナトリウムの力価

v_0：0.1 M 塩酸の体積　　　_____ mL

0.1 M 塩酸の正確な濃度　　　_____ M

実験 3　滴定曲線の作成

中和滴定の際に滴下量の増加に伴う pH の変化をグラフにしたものを滴定曲線という．滴定に伴う反応液中の pH 変化を確認するとともに，滴定曲線から中和点を求めて実験 2 の結果と比較する．また，なぜ指示薬によって中和点を知ることができるのか考えてみる．

試　薬

0.1 M 水酸化ナトリウムおよび 0.1 M 塩酸は実験 2 と同じ．

pH 標準液：市販のリン酸緩衝液(pH 7.0)およびフタル酸緩衝液(pH 4.0)．測定時には温度補正をして小数以下 2 位まで合わせる．

器　具

モールビュレット(実験 2 に継続して行う場合はそのまま使用する)．

pH メーター：ガラス電極 pH メーターを一般に使用する．多種の型式のものがあるのが，どの場合も，標準溶液(pH 7 および pH 4 または pH 9)で調整してから使用する．

操　作

1) ビュレットに 0.1 M 水酸化ナトリウム溶液をとる．
2) 0.1 M 塩酸 10 mL をホールピペットで 50 mL プラスチックビーカーにとる．
3) pH メーターで pH を測定し記録する．
4) 表に示す量の水酸化ナトリウム溶液をビュレットから滴下し，プラスチックのかきまぜ棒でよくかきまぜてから pH を測定し記録する．
5) 表に示す量の水酸化ナトリウム溶液を加え，その都度よくかきまぜてから pH を記録する(このとき表の数値は加えた水酸化ナトリウムの合計量を示しているので，あらかじめ差し引き計算をしておき加えるべき量を確認してから行う．加える量は回数で異なる)．
6) 表を完成させる．

中和滴定に伴う pH の変化

NaOH(mL)	0.0	2.0	4.0	6.0	7.0	8.0	8.5	9.0	9.2	9.4
pH										
NaOH(mL)	9.6	9.7	9.8	9.9	10.0	10.1	10.2	10.3	10.4	10.6
pH										
NaOH(mL)	10.8	11.0	11.5	12.0	13.0	14.0	16.0	18.0	20.0	
pH										

結果の整理

1) 横軸に滴下した水酸化ナトリウムの総量(mL)をとり，縦軸に pH を目盛ってグラフを作成する(図 2.4)．
2) ちょうど中和するまでに加わった水酸化ナトリウム量とそのときの pH をグラフから求める．

　　手順　1. グラフの上部と下部にそれぞれ接線を引き，pH 急変部の立ち上がり部分にも接線を引く．
　　　　　2. この縦の接線の，上下の接線との交点にはさまれた区間を 2 等分する．
　　　　　3. 2 等分の中心の点から，横軸に垂線を下ろすと，中和に要した水酸化ナトリウムの体積が得られる．　　　　　　　　　　　　　　　　　　　　　　　mL
　　　　　4. この中心点から縦軸に(横に向かって)垂線を引くと，中和点の pH が得られる．
　　　　　　　　　　　　　　　　　　　　　　　　　　　　　　　　　　　　pH＿＿＿＿

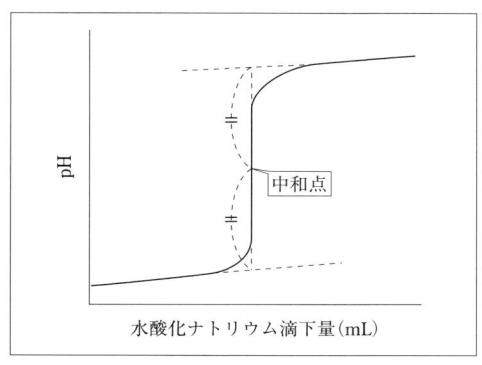

図 2.4　pH 曲線と中和点

3) フェノールフタレインは pH 8.0 で無色から紅色に変色し始め，pH 9.8 以上では全部が紅色になる．この pH の範囲を変色域という．変色域をグラフに斜線で描き入れなさい．
4) メチルオレンジの変色域は pH 3.1 から 4.4 で，赤色から橙黄色に変わる．この変色域もグラフに描き入れてみる．
5) 3) と 4) で，変色域はグラフがほぼ垂直に立ち上がっている範囲にあるか．
6) フェノールフタレインの変色が始まったところを滴定の終点とした理由を述べなさい．
7) メチルオレンジを指示薬とする場合は，変色が始まったところと，変色が完了したところとでは，どちらを終点とするのがよいか．

2.4　酸化と還元

酸化とは，対象とする物質が電子を失う（価数が増加する）化学反応をいう．物質に酸素が結合する反応また水素が奪われる反応もこれに含まれる．還元とは物質が電子を受け取る（価数が減少する）反応のことをいい，酸素が奪われたり水素が結合する反応も含まれる．酸化還元反応においては，酸化と還元は必ず平行して進行する．

日常的に起こる酸化反応として，物を燃やしたときに起こる反応とヒトの体の中で起こっている反応について調べる．

実験 1　燃焼反応

木を燃やす
1) ガラス板でふたをした広口瓶の中でマッチを燃やしてみる．瓶の内壁に凝縮するものは何か．
2) 瓶の中に少量の石灰水を入れてふるとどうなるだろうか．
3) このテストによって，どういうことがわかるか．
4) 木を完全に燃やしてしまうと，どのような反応が起こり，何ができるか説明しなさい．

ロウソクを燃やす
1) 燃えているロウソクの上に乾いた広口瓶をかぶせると，瓶の内壁に凝縮するものは何か．

2) 石灰水テストで検出できる気体は発生しただろうか．それは何か．

ヒトのからだの中で起こっている酸化反応
1) 石灰水の中にガラス管をとおして息を吹き込む．
2) 石灰水の変化を観察し記録する．
3) 起こった変化から呼気に含まれていた物質を判定する．
4) 乾いたガラス板に息を吹きかけてみる．
5) ガラス板に凝縮した物質は何かを推定する．
6) このことから呼気に含まれていた物質，また体の中で起こった反応を推定する．

実験 2　過マンガン酸カリウムの酸化作用

過酸化水素，過マンガン酸カリウム，重クロム酸カリウムなどは，酸素に富む物質で相手を酸化する能力があるので酸化剤という．過マンガン酸カリウムが酸化剤として働くことを確認する．

試　薬
0.0025 M 硫酸鉄(Ⅱ)溶液，0.0025 M シュウ酸溶液，希硫酸(1：3)，0.002 M 過マンガン酸カリウム溶液

実験 2-a　硫酸鉄(Ⅱ)の酸化

過マンガン酸カリウム($KMnSO_4$)は，硫酸の存在下で硫酸鉄(Ⅱ)($FeSO_4$)を酸化し硫酸鉄(Ⅲ)($Fe_2(SO_4)_3$)にすると同時に，自らは還元されて硫酸マンガン($MnSO_4$)となる．

$$10\ FeSO_4 + 2\ KMnO_4 + 8\ H_2SO_4 \longrightarrow 5\ Fe_2(SO_4)_3 + K_2SO_4 + 2\ MnSO_4 + 8\ H_2O$$

1) 試験管に 2 mL の硫酸鉄(Ⅱ)溶液を入れ，0.5 mL の希硫酸を加えて酸性にする．
2) 試験管をふりながら，過マンガン酸カリウム溶液を 1 滴ずつ加える．はじめは，ふると赤紫色が消えるので，消えなくなるまで加えてみる．赤紫色が消えなくなることは，硫酸鉄(Ⅱ)を硫酸鉄(Ⅲ)に酸化するのに十分な量以上の過マンガン酸カリウムが加わったことを意味する．

結果の整理
赤紫色が消えたとき，過マンガン酸カリウムにはどのような変化が起こったか．
原子価の増加は何を意味するか．

実験 2-b　シュウ酸の酸化

過マンガン酸カリウムは，シュウ酸を酸化し二酸化炭素と水に分解する．

$$5\ C_2H_2O_4 + 2\ KMnO_4 + 3\ H_2SO_4 \longrightarrow K_2SO_4 + 2\ MnSO_4 + 10\ CO_2 + 8\ H_2O$$

1) 2 mL のシュウ酸溶液を試験管にとり，0.5 mL の希硫酸を加えて沸騰する直前まで加熱する．
2) 過マンガン酸カリウム溶液を実験 2-a と同様に色が消えなくなるまで加える．

結果の整理
シュウ酸は炭素と水素と酸素からできている有機化合物である．シュウ酸の酸化生成物は何か．
この酸化に使われた酸素はどこからきたか．
はじめ消えた色が最後に消えなくなったのはなぜか．

実験3　酸化剤，還元剤によるしみ抜き

過酸化水素水(H_2O_2)などの酸化剤やチオ硫酸ナトリウムなどの還元剤は，色素と酸化還元反応をさせることにより色を消失させることがある．

試　料
洗いざらしの白い木綿の布片(1×5 cm 程度のもの)24 枚，血液，コーヒー，果汁，青インク，ヨウ素，鉄さび(水で湿らせておく)

試　薬
過酸化水素水：3% H_2O_2 を NH_4OH で微アルカリ性にしておく．

ジャベル水(Javelle water)：炭酸ナトリウム 20 g を 100 mL の水に溶かし，さらし粉 10 g を加えてかきまぜて溶かす．不溶物を沪過して除き，栓をして保存する．これを2倍に希釈して使用する．

チオ硫酸ナトリウム溶液：使用直前に 10 g のチオ硫酸ナトリウムを 100 mL の水に溶かす．

飽和シュウ酸溶液

器　具
小試験管，試験管はさみ，駒込ピペット

操　作
1) 試料の6種類の物質で直径 5 mm 程度のしみをつけて乾かした布片をそれぞれ4枚用意する．
2) 4種の試薬をそれぞれ 2 mL 程度入れた試験管内に1枚ずつ布を入れて変化を見る．
3) 加熱して変化をみる．

結果の整理

しみ＼試薬	酸化剤		還元剤	
	過酸化水素水	ジャベル水	チオ硫酸ナトリウム溶液	飽和シュウ酸溶液
血　液				
コーヒー				
果　汁				
青インク				
ヨウ素				
鉄さび				

実験後の布片を水洗してから乾かしてレポートに添付する．それぞれのしみが，どの試薬で落ちるか，文章にまとめる．

2.5　酸化還元滴定

シュウ酸は過マンガン酸カリウムなどの酸化剤とも反応し酸化される．シュウ酸標準溶液を用いて過マンガン酸カリウム溶液との酸化還元滴定を行い，過マンガン酸カリウム溶液の標定を行う．標定した過マンガン酸カリウム溶液を用いてホウレンソウのシュウ酸含有量の測定を行う．

$$5\,\begin{matrix}\text{COOH}\\|\\\text{COOH}\end{matrix} + 2\,\text{KMnO}_4 + 3\,\text{H}_2\text{SO}_4 \longrightarrow \text{K}_2\text{SO}_4 + 2\,\text{MnSO}_4 + 10\,\text{CO}_2 + 8\,\text{H}_2\text{O}$$

実験1 試料の調製

　山野草には一般にシュウ酸が含まれ食用とするときにはあく抜きが行われる．食用野菜にもホウレンソウなどにはシュウ酸が含まれている．ホウレンソウを試料としてシュウ酸を抽出しカルシウムを加えてシュウ酸カルシウムとして，これが水に難溶性であることを利用して分別し試料とする．野菜類など水分を多く含む試料は，水分の蒸発で重量が変化しやすいから分析試料を多くし 1/10 g まで秤量して分析に用いる．

$$\begin{matrix}\text{COOH}\\|\\\text{COOH}\end{matrix} + \text{CaCO}_3 \longrightarrow \begin{matrix}\text{COO}\\\\\text{COO}\end{matrix}\!\!>\!\!\text{Ca} + \text{H}_2\text{O} + \text{CO}_2$$

試　薬

0.25％塩酸，0.5 M アンモニア水，5％塩化カルシウム溶液，0.125 M 硫酸，0.1％ブロムクレゾールグリーン溶液

操　作

1) ホウレンソウを細かくちぎってから，よくまぜた後自動上皿てんびんで 10.0 g を秤り，100 mL 三角フラスコに入れ，0.25％塩酸 40 mL を加える．
2) ガラス管(1.5 m)付コルク栓をして，70℃の湯浴に 1 時間保つ．
3) 乾燥沪紙で沪過し，残渣を 0.25％塩酸で洗う．沪液と洗液を合わせて 100 mL にする．
4) これを 500 mL ビーカーに移し，少量の精製水で洗い込んでから，0.1％ブロムクレゾールグリーン溶液を 2,3 滴加え，かきまぜながら，液が青色を呈するまで 0.5 M アンモニア水を加える．
5) 精製水 250 mL と 5％塩化カルシウム溶液 50 mL を加えて，一昼夜放置する．
6) 5,000 回転／分で 10 分間遠心分離して，上澄み液を捨てる．
7) 沈殿を合計 250 mL の精製水を 3 回に分けて洗い，毎回遠心分離して上澄み液を捨てる．
8) 残ったシュウ酸カルシウムの沈殿に，0.125 M 硫酸を完全に溶けるまで加え，全量を 100 mL にする．この液が実験3の試料溶液となる．

実験2　シュウ酸標準溶液による，過マンガン酸カリウム溶液の標定

　シュウ酸標準溶液を用いて過マンガン酸カリウム溶液の濃度の標定を行う．

試　薬

0.05 M シュウ酸溶液(力価既知，p.14 参照)，0.02 M 過マンガン酸カリウム溶液(酸化力が強く力価は減少していくので，使用直前に標定する)，希硫酸(1：4)

器　具

ホールピペット(10 mL，20 mL)，活栓付ビュレット，コニカルビーカー，バーナー，加熱用金網，三脚

操　作

1) 0.02 M 過マンガン酸カリウム溶液をビュレットに入れる．

2) 0.05 M シュウ酸溶液 10 mL をホールピペットで 100 mL コニカルビーカーにとる．
3) 希硫酸 5 mL を加えて酸性にし，水 10 mL を加えて希釈する．
4) 湯浴上で 70～80℃に加熱して，熱いうちに，ふりまぜながら，0.02 M 過マンガン酸カリウム溶液を液の微紅色が消えなくなるまで加える．この実験では液の色が濃いためビュレットのメニスカスの底は見えないので上辺で読む．滴定の際，滴下速度が速すぎる（1 分間に 10 mL 以上加える）と，MnO_2 の沈殿が出て滴定ができなくなり，また時間がかかり過ぎて液温が 60℃ 以下になると終点が明瞭に見えなくなる．その場合は温め直して滴定する．

以上，1)～3)の操作を 3 回繰り返して行い，滴定値を平均する．

結果の整理

回数	始めの読み	終点の読み	滴定値(mL)
1			
2			
3			
平均	—	—	$v_1 =$

反応式から，シュウ酸は 2 価，過マンガン酸カリウムは 5 価であることがわかる．両方の力価がどちらも 1 であれば，同じ体積の液を加えたときに酸化還元反応が完了する．

$$0.02\,M\text{ 過マンガン酸カリウム溶液の力価}(f_2) = \frac{f_1 \times v_0}{v_1}$$

f_1：0.05 M シュウ酸標準溶液の力価　　　　　　　　　　　
v_0：0.05 M シュウ酸標準溶液の体積　　　　　　　　　　mL
v_1：0.02 M 過マンガン酸カリウム溶液の滴定値　　　　　mL

0.02 M 過マンガン酸カリウムの力価が 1 であれば，その 1 mL はシュウ酸の 0.05 ミリグラム当量と反応する．これを A g で表すと次のように計算される．

$$A = 90 \times 0.05 \times 1/1000\,g$$

シュウ酸の分子量（無水）$= 126 - (18 \times 2) = 90$

力価が f_2 であれば，その 1 mL に対応する量は，$(A \times f_2)$ g となる．

0.02 M 過マンガン酸カリウム(f_2) 1 mL に相当するシュウ酸　　　　　　　g

実験 3　ホウレンソウ試料中のシュウ酸の定量

ホウレンソウから調製した溶液を用いてシュウ酸を定量する．

試　薬

試料溶液，0.02 M 過マンガン酸カリウム溶液（力価 f_2）

操　作

1) 試料溶液 20 mL をホールピペットで正確にとり，コニカルビーカーに入れる．
2) 希硫酸 5 mL を入れる．
3) 実験 2 と同様に滴定する．ただし水 10 mL は加えない．

結果の整理

回数	始めの読み	終点の読み	滴定値(mL)
1			
2			
3			
平均	—	—	$v_2 =$

　この過マンガン酸カリウム 1 mL と反応するシュウ酸の量は，実験2で求めたとおり($A \times f_2$)であるから，この値に滴定の平均値 v_2 mL をかければ，試料溶液 20 mL 中に含まれているシュウ酸の量が求められる．
　　　　　　　　　　　　　　　　　　　　　　　　　　　　　　　　　　＿＿＿＿＿＿＿g
　試料溶液全量(100 mL)中には何 g のシュウ酸が含まれていることになるか．
　　　　　　　　　　　　　　　　　　　　　　　　　　　　　　　　　　＿＿＿＿＿＿＿g
　実験1から，これはホウレンソウ 10.0 g 中に含まれていたシュウ酸量である．ホウレンソウ中のシュウ酸含有量%を求めよ．　　　　　　　　　　　　　　　　　　　　　　＿＿＿＿＿＿＿%

2.6　キレート滴定

　キレートとは，複数の配位子による金属イオンへの結合(配位結合)，または結合でできた化合物をいう．カニがはさみで物を捕まえる状態に似ていることからキレート(カニの爪)と呼ばれる．天然のキレートには血色素や葉緑素などがある．キレートはまた金属錯体ともいわれる．
　キレート滴定は，金属イオンとキレートを形成する試薬(キレート試薬)を用いて金属を定量する容量分析のひとつである．代表的なキレート試薬である EDTA(エチレンジアミン四酢酸)を用いて飲料水中のカルシウムイオンとマグネシウムイオンを定量して水の硬度を求める．
　EDTA，カルシウムイオン，マグネシウムイオンおよびそれらのキレートもすべて水溶液では無色であるから反応を色で見分けることはできない．実験においては EBT(エリオクロームブラック T)という色素を使用する．この色素は pH 10 で青色を呈しマグネシウムとキレートを形成すると紅色となる．EDTA より弱いキレート剤なので EDTA と共存するとマグネシウムは EDTA と優先的に結合する．試料(飲料水)中に過剰の EDTA を一定量加えておき，EBT 存在下でマグネシウムを含む溶液で滴定する．過剰の EDTA が消費されてマグネシウムが EBT と結合して色調が変化する点を終点とする．純水で空試験を行い，この値から本試験の滴定値を差し引くことにより，EDTA と結合した飲料水中のカルシウムとマグネシウムの量を算出する．これを逆滴定という．

$$\begin{array}{c} HOOCH_2C \\ HOOCH_2C \end{array}\!\!\!>\!\!N-CH_2-CH_2-N\!\!<\!\!\!\begin{array}{c} CH_2COOH \\ CH_2COOH \end{array} + Mg \longrightarrow [Mg\text{-EDTA キレート}]$$

実験　EDTAによる水の硬度の測定

試　料

飲料水：水道水および市販のミネラルウォーター

試　薬

0.01 M EDTA溶液：エチレンジアミン四酢酸二ナトリウム $Na_2H_2(C_{10}H_{12}O_8N_2)\cdot 2H_2O$ 3.8 gを水に溶かして1 Lにする．逆滴定であるから力価は不要である．EDTAはアルカリ金属以外の金属イオンと1：1の結合比でキレート化合物を生成する．この結合比はイオンの電荷にかかわりなく一定である．

0.01 M 塩化マグネシウム溶液：特級塩化マグネシウム（$MgCl_2\cdot 6H_2O$ 式量203.30）．2.03 gを電子てんびんで量り，1 Lにする．使用時調製したEDTA標準溶液で標定して力価(f)を求める．

アンモニア緩衝液(pH 10)：塩化アンモニウム67.5 gをアンモニア水570 mLに溶かし，精製水を加えて1 Lにする．

EBT指示薬：エリオクロームブラックT 0.5 gと塩酸ヒドロキシルアミン4.5 gをメタノールに溶かして100 mLにする．

器　具

25 mLまたは50 mLビュレット，20 mLおよび50 mLホールピペット，5 mL駒込ピペット，200 mL三角フラスコ

操　作

1) 試料水50 mLをホールピペットで正確にとって200 mL三角フラスコに入れる．
2) 0.01 M EDTA溶液20 mLをホールピペットで正確にとって加える（硬度350以上の試料の場合は25 mL加える．空試験も同じ）．
3) アンモニア緩衝液2.5 mLを駒込ピペットで加えアルカリ性(pH 10)とする．
4) EBT指示薬を数滴加える．pH 10では液は青くなる．
5) ビュレットに入れた0.01 M 塩化マグネシウム溶液(力価 f)で滴定する．液が赤味を帯びるところ（青紫になるところ）を終点とする．
6) 精製水50 mLをとって，2)以下の操作を行い空試験とする．

結果の整理

空試験

回数	始めの読み	終点の読み	滴定値(mL)
1			
2			
3			
平均	—	—	$v_0 =$

本試験

回数	始めの読み	終点の読み	滴定値(mL)
1			
2			
3			
平均	――	――	$v_1 =$

飲料水中のカルシウム，マグネシウムに相当する 0.01 M 塩化マグネシウム(mL)

$$v_0 - v_1 = \underline{\hspace{3cm}} \text{mL}$$

飲料水中のカルシウム，マグネシウムに相当する 0.01 M 塩化マグネシウム(mmol)

$$0.01 \text{ mmol/mL} \times f \times (v_0 - v_1) \text{mL(A)} = \underline{\hspace{3cm}} \text{mmol}$$

日本では，硬度は試料中のカルシウムとマグネシウムの合計量を炭酸カルシウム($CaCO_3 = 100$)のppm 濃度に換算してそれを整数にして表示することとなっている．

$$\text{飲料水の硬度} \quad A \times 1000/50 \text{ mL} \times 100 \text{ mg/mmol} = \underline{\hspace{3cm}} \text{mg/L(ppm)}$$

日本では硬度 100 以下の水を軟水，200 以上を硬水としている．100 〜 200 の水は中間水とされる．実験の結果から分析に用いた飲料水はどれに属するか判定しなさい．

試料名 _____

2.7　緩衝液

　緩衝液はバッファ溶液ともいい緩衝作用(buffer action)のある溶液のことをいう．少量の酸や塩基を加えたり，多少濃度が変化したりしても溶液の pH が大きく変化しないようにした溶液のことで，弱酸や弱塩基とその塩などを溶かした溶液を指すことが多い．微生物の培養や酵素活性の測定の際に用いられる．ヒトの血液を pH 7.4 に保持しているのも炭酸塩による緩衝作用による．

　緩衝液は，一定に保ちたい pH など目的によって多くの組み合わせの溶液が提唱されている(付表 2, p.133)．ここでは Walpole の酢酸緩衝液についてその緩衝能についての実験を行う．

表 2.2　Walpole 酢酸緩衝液

pH	3.6	3.8	4.0	4.2	4.4	4.6	4.8	5.0	5.2	5.4	5.6
0.1 M 酢酸(A) (mL)	18.5	17.6	16.4	14.7	12.6	10.2	8.0	5.9	4.2	2.9	1.9
0.1 M 酢酸ナトリウム(B) (mL)	1.5	2.4	3.6	5.3	7.4	9.8	12.0	14.1	15.8	17.1	18.1

実験　酢酸緩衝液の調製および緩衝能の測定

試　薬

0.1 M 酢酸，0.1 M 酢酸ナトリウム，0.1 M 塩酸，0.1 M 水酸化ナトリウム

器　具

10 mL ホールピペット，2 mL，5 mL，10 mL メスピペット，モールビュレット，活栓付ビュレット，50 mL ポリビーカー，pH メーター

操　作

1) 0.1 M 酢酸溶液 10 mL と 0.1 M 酢酸ナトリウム溶液 10 mL をポリビーカーにとり，混合して緩衝液を作製する．溶液の pH を測定して記録する．
2) 0.1 M 水酸化ナトリウム溶液を 0.5 mL 加えよくまぜてから pH を測定し記録する．
3) さらに 0.1 M 水酸化ナトリウム溶液を 0.5 mL 加えよくまぜてから pH を記録する．この操作を水酸化ナトリウムの添加量が合計 3 mL になるまで繰り返す．
4) 別のポリビーカーに 0.1 M 酢酸溶液 2 mL と 0.1 M 酢酸ナトリウム溶液 18 mL をとり，同じく緩衝液を作製し pH を記録する．
5) 3)と同様に 0.1 M 水酸化ナトリウム溶液を 0.5 mL ずつ加えよくまぜてから pH を記録する．
6) 別のポリビーカーに精製水を 20 mL とり pH を記録し，0.1 mL 0.1 M 水酸化ナトリウム溶液 0.5 mL を加えよくまぜてから pH を記録する．
7) 別のポリビーカーに 0.1 M NaCl 溶液を 20 mL とり pH を記録してから，0.1 mL 0.1 M 水酸化ナトリウム溶液 0.5 mL を加えよくまぜてから pH を記録する．

結果の整理

緩衝液および精製水の水酸化ナトリウム（アルカリ）添加による pH の変化を記録しなさい．

酢酸緩衝液（1：1）

NaOH 添加量 (mL)	0	0.5	1.0	1.5	2.0	2.5	3.0
pH							

酢酸緩衝液（1：9）

NaOH 添加量 (mL)	0	0.5	1.0	1.5	2.0	2.5	3.0
pH							

精製水

NaOH 添加量 (mL)	0	0.5
pH		

0.1 M NaCl

NaOH 添加量 (mL)	0	0.5
pH		

表の pH 変化を水酸化ナトリウム添加量を横軸に pH 変化を縦軸にしてグラフを作成しなさい．
表およびグラフの結果から酢酸緩衝液の緩衝能についてわかったことを書きなさい．

2.8　比色分析（分光分析）

自然光（太陽光や電灯光）はさまざまな波長を持ち，波長 400 nm から 800 nm の光（可視光線）が集まったものは我々には無色に見えるが，各波長の光は色を持っている（虹の色）．植物の葉のように色

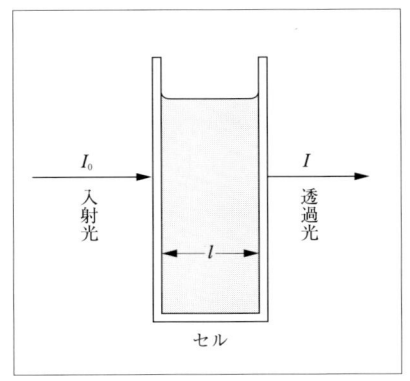

図 2.5 溶液による光の吸収

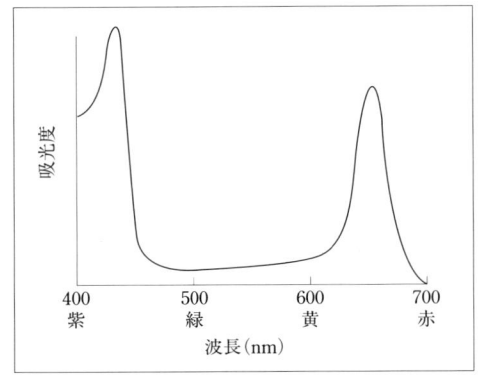

図 2.6 クロロフィルの吸収スペクトル
吸収されない光はスペクトルの緑色と黄色の部分．そのため植物の葉は緑色に見える．

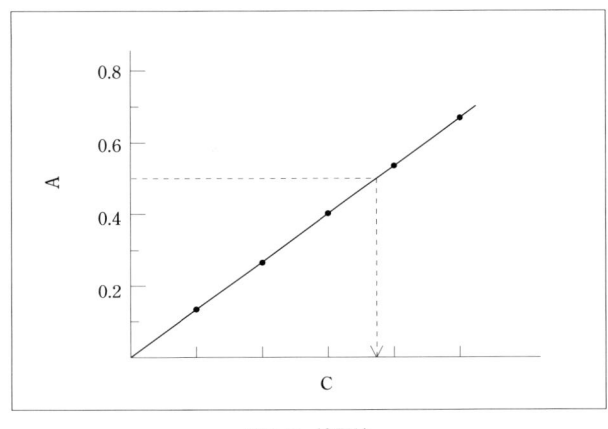

図 2.7 検量線

を持った物質は，図 2.6 に示すようにある波長（430 および 660 nm 付近）の光を吸収するため残りの波長の光（補色）が反射して緑色に見える．

水に溶解した化合物で色を持った物質（溶質）の場合，その溶液は色調により特定の波長の光を吸収し，その色の濃さは，低濃度の溶液では溶質の濃度に比例する（Lambert–Beer の法則）．このことを利用して，溶液の色の濃さを光の吸収の度合い（吸光度）として測定し，これを濃度のわかった標準溶液の吸光度と比較することにより物質の濃度が求められる．これを比色定量という．

アミノ酸や糖質など食品成分では無色の物質がほとんどである．これらを比色定量法で測定するには，目的とする成分（A）と反応して色を持った反応生成物（C）を形成するような特異的な試薬（B）を探しこれを利用する．B を過剰に加えておけば反応生成物 C は定量の目的とする A の量と比例する．したがって C の吸光度を測定して標準溶液と比較すれば A の濃度を求めることができる．B のような試薬を発色試薬といい，いろいろな物質に適合する特異的な試薬が開発されている．近年では微量

成分の定量のため,目的とする物質(A)に蛍光を発する試薬(ラベル化試薬)を結合させて,その蛍光の強さを測定する測定法(蛍光法)も開発されている.

吸光度の測定には,特定の波長をもった光を選択的に取り出せる分光光度計が用いられるので分光分析と呼ばれることもある.

ここでは鉄イオン(Fe^{3+})がチオシアン酸アンモニウムと反応して赤色のチオシアン酸鉄となることを利用して,溶液中の鉄イオン濃度を測定する.

実験　比色分析による鉄イオン(3価)の定量

鉄(Fe^{3+})にチオシアン酸アンモニウムを反応させ生じたチオシアン酸鉄(ロダン鉄)の赤色を比色して鉄量を求める.

$$Fe^{3+} + NH_4SCN \longrightarrow FeSCN + NH_4$$

試　薬

6 M 塩酸,10%チオシアン酸アンモニウム水溶液

鉄標準溶液:鉄アンモニウムミョウバン($Fe_2(SO_4)_3 \cdot (NH_4)_2SO_4 \cdot 24H_2O$ 式量 964.40)1.0792 g を水に溶解し,硫酸(1:1) 25 mL を加えて水で 1 L にする.この溶液中の鉄の濃度は 0.1250 mg/mL になる計算である.しかし,実際に得られる濃度は力価(秤量値/1.0792) × 0.1250 mg/mL であるから,溶液調製者による力価の表示に注意する.これを原液として,希釈液を 4 種調製する.

鉄希釈液:(1)原液から 2.00 mL とって 10 mL メスフラスコに入れ,精製水で 10.00 mL にあわせる.以下,(2)原液から 4.00 mL,(3)原液から 6.00 mL,(4)原液から 8.00 mL とって(1)と同様に 10.00 mL にあわせる.

器　具

1 L,50 mL,10 mL メスフラスコ,5 mL,10 mL メスピペット,10 mL オートピペット,5 mL 駒込ピペット,分光光度計,可視領域用プラスチックセル

操　作

波長の選定

反応液(標準溶液)の色の吸収極大に最も近い波長を選ぶ.

1) 鉄標準液原液を 2.5 倍希釈した希釈液(2)から 2 mL をオートピペットで正確にとり,50 mL のメスフラスコに入れる.
2) 6 M 塩酸 5 mL を駒込ピペットで加える.
3) 10%チオシアン酸アンモニウム水溶液 5 mL を加える.ここで発色する.放置すると退色するので,10分以内に光度計が使えることを確認してから加える.
4) 水を標線まで入れて 50 mL にあわせてから栓をし,栓をよく押さえて上下をひっくり返してよくまぜる(検液).
5) 検液でセルを 1/4 程度満たしてよく器壁を洗い,廃液入れに捨てる.この操作を共洗いという.この操作をもう一度行ってから,セルの 3/4 まで液を満たし外側をキムワイプなどで拭いてから光度計のセルホルダーにセットする.同時に,ゼロ点調整用に精製水を満たしたセルもセッ

トする．

6) 分光光度計の波長を 420 nm (ナノメーター) にセットして精製水の吸光度をゼロに合わせてから，試料の吸光度の値を読みとり，記録する．
7) 同様に 470 nm，530 nm，660 nm の吸光度を記録する．

波長	吸光度
420 nm	
470 nm	
530 nm	
660 nm	

4つの波長のうち吸光度最大の波長＿＿＿＿＿＿＿＿＿nm

検量線の作成

濃度の異なる鉄標準液を発色させ，吸光度を測定して検量線を作成する．

いくつかのグループ（班）で実験するときは，各濃度の鉄標準液を割り当て，吸光度の値を平均してこれを用いて検量線を作成してもよい．

1) 精製水 2 mL をとり，波長の選定の項の 1)〜5) で呈色反応を行う．選定した波長で吸光度を測定し記録する．これを鉄濃度ゼロの吸光度とする（空試験）．
2) 試薬の項で作成した鉄希釈液 1)〜4) および原液を 2 mL ずつ各 50 mL メスフラスコにとり，呈色反応を行って吸光度を測定する．空試験の吸光度を差し引いてそれぞれの吸光度とする．
（測定終了後の各液を試験管にとり濃度の順に並べておく）
3) 鉄濃度に対する吸光度として表にまとめる．
4) 横軸に鉄の濃度 (mg/2 mL)，縦軸に吸光度をとり検量線を作成する．グラフは表題，各軸の名称および単位を記入して完成させる．

標準溶液の吸光度

標準液 (Fe, mg/2 mL)	0	0.05	0.10	0.15	0.20	0.25
吸光度の読み						
吸光度						

未知検液中の鉄の定量

1) 試料溶液（各班に固有の試料）2 mL をとって，50 mL メスフラスコに入れ，上記と同様に呈色反応を行う．（色を検量線作成時の 2) の各溶液の色と比べて，濃度の範囲を予想してみるとよい）
2) 吸光度を測定し，この吸光度から鉄の濃度ゼロの場合の吸光度を差し引く．
3) 検量線作成の 3) で作成した検量線上のこの吸光度の位置から垂線を下ろし，横軸と交わった点でその目盛りを読む．

鉄濃度＿＿＿＿＿＿＿＿＿mg/2 mL

2.9 透析

タンパク質溶液に硫酸アンモニウムなどの塩を加えていくと，タンパク質はある濃度の塩濃度で沈殿する．これを塩析といいタンパク質の分離や精製法として用いられている．塩析については，5.1節タンパク質の分離の実験3卵白アルブミンの分離で実験する(p.83)．

塩析したタンパク質は加えた塩を除去すると再び溶解し，酵素などでは活性をとりもどす(可逆的変性)．タンパク質溶液などから塩類を除くのに透析法が一般に行われる．

透析とは，半透膜を用いて溶液中でタンパク質やデンプンなど高分子の化合物と硫酸アンモニウムなどの低分子化合物を分離する方法をいう．生体内においては腎臓でこれが行われており，血液中の老廃物(最終代謝産物，低分子化合物)が分別され尿中に移行して排泄される．腎臓の機能に異常が生じた場合には，血液をいったん体外に取り出し，これを人工膜で透析して老廃物を取り除いてから新鮮な血液を再び体内にもどす人工透析も行われている．

牛乳を試料としてこれに食塩を添加し，透析によって食塩が牛乳から取り除かれることを実験して透析の原理を確認する．牛乳をそのまま透析して取り除かれる乳糖を還元糖の定量法(3.3節 糖の定量，p.51)で確認してもよいが，基礎実験の段階であるので食塩を添加した実験を行う．食塩は食事摂取において注意すべき調味料である．食塩の簡易測定法について経験することも目的とする．

食塩量は正式には容量分析で測定するが，簡便な測定器具も塩分濃度計(図2.8)として開発され栄養指導などの分野で活用されている．塩分濃度計は，Na^+イオンの濃度を電極で測定し，食塩量に換算して表示するものである．

透析は，低分子化合物を完全に除くためには，外液(精製水)を取り替えるか流水で行うが，本実験では原理を理解するため，1回の透析で透析内，外液の食塩を測定する．

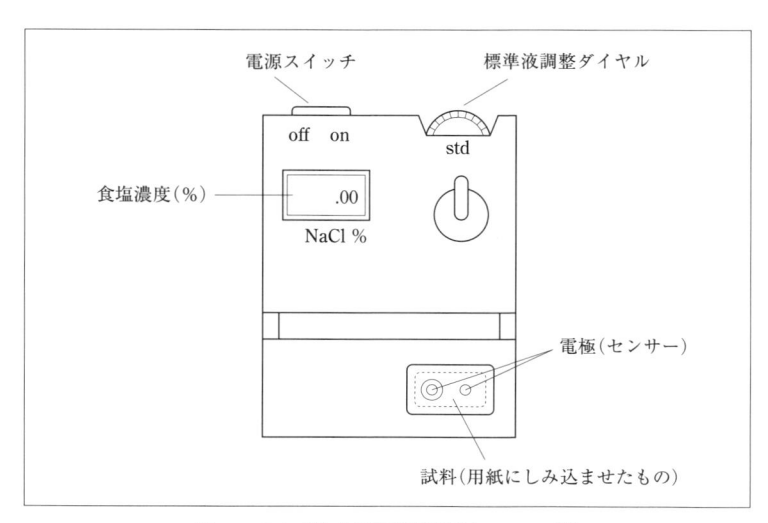

図2.8 コンパクト型塩分濃度計(HORIBA製)

使い方：試料液を専用紙(またはキムワイプを切ったもの)にしみ込ませ，電極(センサー)に気泡が入らないように乗せてデジタル表示の数値を読む(濃度計はあらかじめ標準液で調整しておく)．

実験　食塩を加えた牛乳の透析

試 料
12％食塩を添加した牛乳（食塩は牛乳に溶けにくいのでスターラーで5〜6時間撹拌して完全に溶解させておく）

器 具
5 mLオートピペット，500 mL三角フラスコ，透析膜，塩分濃度計，50，100 mLビーカー，10，100 mLメスシリンダー

操 作
1) 透析膜を精製水に浸しておく．
2) 透析膜を取り出し，片方を結び先を折り曲げてたこ糸でしっかりとしばる．
3) 食塩の入った牛乳5 mLをオートピペットでとり，透析膜に入れる．
4) 透析膜に空気を入れて結び，端を折り曲げてたこ糸でしばる．
5) 500 mL三角フラスコに精製水を入れ，透析膜を浮かべる．
6) 三角フラスコに試料名，クラス・班名を書いてから2〜3日（1週間）透析を行う．
7) 透析終了後，透析膜を取り出し膜を開け（はさみで切ってもよい）透析内液を50 mLビーカーに移し，少量の水で膜の内側を洗って内液にあわせる．
8) 10 mLメスシリンダーで容量を測定し記録する．
9) 透析外液をメスシリンダーで測定しビーカーに移す．
10) 透析前の食塩の入った牛乳，透析内液および透析外液についてタンパク質の検出，食塩濃度の測定を行う．

タンパク質の検出
5.2節タンパク質の定性反応（実験1-a ビウレット反応，p.84）を参照してタンパク質の検出を行う．呈色の度合いを観察し，結果を－，±，＋，＋＋，＋＋＋と判定して記録する．

食塩濃度の測定
塩分濃度計を用いて食塩濃度の測定を行い，それぞれの溶液中の食塩量を算出する（透析前の食塩入り牛乳は精製水で5倍希釈して測定に用いる）．

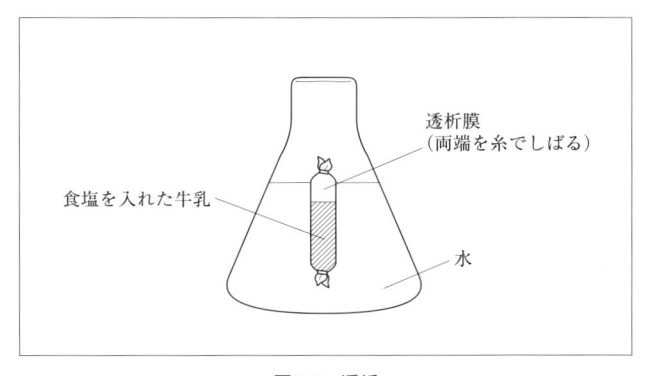

図2.9　透析

結果の整理

5 倍希釈した透析前の牛乳の塩分濃度　　　　　　　　　　　　　　　　　　％

タンパク質の検出

	結果
透析前の牛乳	
透析内液	
透析外液	

塩分濃度の測定

	塩分濃度(％)	液量(mL)	含有塩分量(g)
透析前の牛乳			
透析内液			
透析外液			

設　問

上記の結果から溶液の透析によりどのようなことがわかったか考察しなさい．

2.10　コロイド溶液の性質

　コロイドとは 2 種類の物質が一方(分散質)は微小な液滴あるいは微粒子を形成して他方(分散媒)に混じりあった(分散した)ものをいう．分散媒が水などの液体の場合をコロイド溶液といい，牛乳は水溶液(乳清)に脂肪球が分散した液体コロイドで乳濁コロイドともいう．コロイド溶液で牛乳のように液状のものをゾルともいい，寒天や豆腐，コンニャクなど固形状のものをゲルという．

　寒天は，D-ガラクトース，3,6 アンヒドロガラクトースを主成分とする多糖類でできており海草のテングサから抽出されて用いられる．乾燥寒天は冷水には溶けないので吸水膨潤させた後，これを加熱して溶かす．溶けた状態はコロイド溶液(ゾル)である．これを冷やすと多糖の分子が水素結合などにより架橋し，水を取り込んでネットワークを形成してゲルとなる．分子間ネットワークの形成には多糖の濃度が関係する．またクエン酸などの酸が存在するとネットワーク形成が影響を受ける．

実験 1　寒天のゲル化：寒天濃度の影響

試　薬

　乾燥寒天(粉末)，5％クエン酸

器　具

　100 mL ビーカー，メスシリンダー，温度計，三脚，バーナー，アイスバス(氷をいれたトレイ)

操　作

1) 薬包紙を上皿てんびんに乗せ，重さをゼロに合わせ，寒天を 0.1 g 秤る．同様に，薬包紙に 0.2 g，0.3 g，0.4 g を秤り取る．
2) 100 mL ビーカーに寒天を移し，メスシリンダーで秤った精製水をかきまぜながら加え，水となじませて膨潤させる．加える水の量は，寒天 0.1 g の時 49.9 mL，0.2 g の時 49.8 mL，0.3 g の時 49.7 mL，0.4 g の時 49.6 mL とする．
3) よく膨潤したら三脚に乗せた金網上でよくかきまぜながら加熱し均一な溶液にする．
4) 室温まで放冷する．もし固まる傾向が見えるものがあったら，温度計を入れて固まった時の温度を測る．

5) 室温まで冷やして固まらないものは，アイスバスに入れて温度を読みながら冷やし，固まった時の温度を記録する．

結果の整理

寒天溶液の濃度(%)を計算し，各溶液のゲル化の状態を

　　　固まった：＋，＋＋　　　どろどろしているが固まらない：±　　　固まらない：－

と判定して表を完成させなさい．

室温まで冷やしたとき(　　℃)

寒天濃度(%)				
判定				

アイスバスで冷やしたとき(　　℃)

寒天濃度(%)				
判定				

実験2　寒天のゲル化：ゲル化に及ぼす酸の影響

1) 寒天 0.3 g を 100 mL ビーカーにとり，精製水を 44.7 mL 加えて膨潤させる．
2) 5%クエン酸を 5 mL 加えてガラス棒でかきまぜる．
3) ガラス棒でよくかきまぜながら，金網上で加熱し均一な溶液にする．
4) 完全に溶解したら火を止め，そのまま放置して室温まで冷やしゲル化の様子を観察し記録する．
5) 別のビーカーに同じく 0.3 g の寒天をとり，精製水 44.7 mL を加えて膨潤させる．
6) ガラス棒でよくかきまぜながら，金網上で加熱し均一な溶液にする．
7) 溶解したら火を止め放冷する．60℃まで冷えたところで 5%クエン酸 5 mL を加えてかきまぜ，室温まで放置してゲル化の状態を記録する．

結果の整理

クエン酸を加えた時のゲル化の結果を判定し，表に書き込みなさい．

最初から加えたとき	
途中で加えたとき	

この結果から，ゲル化に及ぼすクエン酸の影響について考察しなさい．

2.11 界面活性剤

　コップに入れた水など液体の表面が空気と接している部分を界面という．界面では液体の中と異なって分子が整然と配列している．このとき分子間に水素結合などの力が働く．これが表面張力である．水に特定の性質を持った物質を添加すると表面張力が著しく低下することがある．この現象を界面が活性化するといい，このような作用をもっている化合物を界面活性剤という．

　界面活性剤は分子中に親水基と親油基を有しており，水と油の界面も活性化し，牛乳のように脂肪

が水溶液の中に油滴となって混ざっている(乳化している)コロイド溶液を形成する．このように界面活性剤は乳化剤とも呼ばれ洗剤として利用される．食品加工の分野では食品成分の安定な混合のため，乳化剤としてレシチンが多用されている．

代表的な陰イオン中性界面活性剤であるドデシル(ラウリル)硫酸ナトリウム(SDS)について，表面張力の低下力の測定を行う．界面活性剤は一定濃度以上になるとミセルを形成し界面活性力はそれ以上上昇しない．この濃度を臨界ミセル濃度という．

フェルト布など水に濡れ難い布も界面活性剤が存在すると水を吸収しやすくなる．このことから界面活性剤は濡れ助剤と呼ばれることもある．フェルト布を使った濡れの実験を行う．また食品添加物として使われるレシチンの乳化作用についても調べる．

実験1　表面張力の確認

精製水を用いて水の界面が表面張力を持つことを1円玉を浮かべて確認する．1円玉は重さが1gある．またSDSを加えた溶液では，これが低下していることを調べる．

1) 50 mLビーカーに精製水を約50 mL入れる．
2) 1円玉をピンセットでつまんで，注意しながら水平に表面に乗せる．
3) 1円玉は沈むか，あるいは浮かぶか観察し記録する．
4) 別のビーカーに0.01 M SDS溶液を同量とり，2)と同様に浮かべる．
5) 浮かぶか，沈むか観察し記録する．

結果の整理

界面上の1円玉の状態を記録しなさい．

精製水＿＿＿＿＿＿＿＿＿＿

0.01 M SDS＿＿＿＿＿＿＿＿＿＿

実験の結果から表面張力に関してどのようなことがわかるか述べなさい．

実験2　ドデシル(ラウリル)硫酸ナトリウム(SDS)の臨界ミセル濃度

ドデシル硫酸ナトリウム(SDS)の臨界ミセル濃度を水の表面張力の測定により求める．

$$SDS：CH_3(CH_2)_{11}CO・SO_3Na$$

試　薬

ドデシル硫酸ナトリウム($C_{12}H_{25}OSO_3Na$ 分子量 288.381)

器　具

Du Nouyの張力計

操　作

ドデシル硫酸ナトリウム溶液の調製

1) ドデシル硫酸ナトリウムの0.1 M溶液を100 mL作る．
2) 1)で作った0.1 M溶液を希釈して，0.01 M溶液を作る．0.1 M溶液を10 mLホールピペットでとって100 mLメスフラスコに入れ，水で100 mLに合わせればよい．

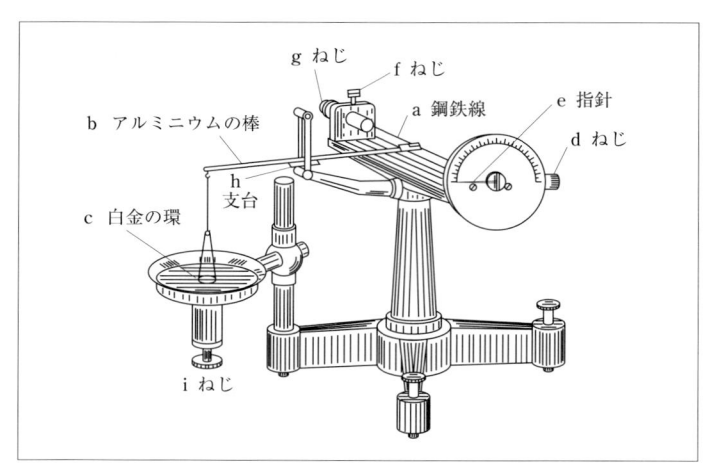

図 2.10 Du Nouy の表面張力計

3) 2)で作った 0.01 M 溶液を薄めて 0.008 M, 0.006 M, 0.004 M, 0.002 M, 0.001 M, 0.0005 M, 0.0001 M の各溶液を調製する.
4) 以上 7 種の液および水について,表面張力の測定を行う.

表面張力の測定

図 2.10 の Du Nouy の表面張力計を使用する.

強く張られた鋼鉄線 a にアルミニウムの棒 b が取り付けてある.この棒の先端に白金の環 c をつるし,その環を,液の表面に接触している状態から離れるまで,引っ張り上げるために必要な力を計るしくみになっている.

1) まず,精製水をシャーレに入れ,指針 e をゼロに合わせる.
2) 次に,ねじ g を回して,棒 b と支台 h が水平になるようにする.この状態でねじ f を締め,鉄線を固定する.この操作は準備段階で行う.
3) ねじ i を回して水の入ったシャーレを持ち上げ,c の環が液面に触れるようにする.
4) ねじ d を回し,鉄線をねじっていくと,ついに c が液から離れ,同時に b が飛び上がる.この時の e の示度を読む.白金の環は,一度使用するごとに精製水で洗い,バーナーの炎に数秒入れて赤熱し清潔にする.環は水平に液面に接触できる円になっていなくてはならない.3 回測定して平均値をとる.水についての e の示度を α_w と表示する.

$$\alpha_w = \underline{\hspace{5cm}}$$

この指針の示す角度は,環を液からひき離すのに要する力($2l\gamma$)に比例する.l は白金環の長さ,γ(dyne/cm)は表面張力である.水の表面張力 γ_w は,表 2.3 を用いて水の温度から求める.

$$\gamma_w = \underline{\hspace{5cm}}$$

5) 各濃度のドデシル硫酸ナトリウムについて,それぞれ 1)〜 4)の操作を行い,3 回の示度の平均値 α を求める.各濃度の表面張力 γ は,それぞれの示度から計算式で求める.

表2.3 水の表面張力

温度(℃)	表面張力 γ (dyne/cm)	温度(℃)	表面張力 γ (dyne/cm)
0	75.64	21	72.59
5	74.92	22	72.44
10	74.22	23	72.28
15	73.49	24	72.13
16	73.34	25	71.97
17	73.19	30	71.18
18	73.05	40	69.56
19	72.90	50	67.91
20	72.75		

結果の整理

1) 表中の各濃度について，示度を記入し，計算した表面張力を記入する．

	機械の示度(α)	表面張力(γ)
水	$\alpha_w =$	$\gamma_w =$
0.0001 M		
0.0005 M		
0.001 M		
0.002 M		
0.004 M		
0.006 M		
0.008 M		
0.01 M		
0.05 M		

$$\frac{\alpha}{\alpha_w} = \frac{\gamma}{\gamma_w}$$

α：検液の示度，α_w：水の示度，
γ：検液の表面張力，γ_w：水の表面張力

この式によって，水の表面張力(表2.3)より γ の値を計算する．

2) 横軸に濃度，縦軸に表面張力をとってグラフを描く．グラフの屈折点が臨界ミセル濃度である．
　　M

3) 臨界ミセル濃度を％で表してみる．ただし，比重を1とする．　　　　　　　　　％

実験3　濡れの実験による界面活性の測定

フェルトの布片を液の表面にそっと置くと，はじめは浮いているが，全体に液がしみ込むと沈みはじめる．この速度が界面活性剤の濃度によって異なることを観察し界面活性剤の働きを知る．

試薬・材料

0.05〜0.004 M ドデシル硫酸ナトリウム(SDS)溶液(フェルト布の種類により沈む速度が異なるので，SDS濃度は使用するフェルト布に適した濃度となるよう予備実験を行う)，フェルト布片

器　具

ストップウォッチ，50 mL ビーカー，ピンセット

操　作

1) 必要な枚数のフェルトの布（2 × 2 cm）を用意する．
2) 0.05 M，0.01 M，0.008 M，0.006 M，0.004 M のドデシル硫酸ナトリウムの溶液を用意する．
3) 50 mL ビーカーに，精製水を 25 mL 入れ，その中央にフェルトの中心をピンセットで軽くつまんで水平に乗せ，乗せた時から沈み始める時までの時間を測る．ストップウォッチがない場合，腕時計の秒針で読む．精製水ではフェルト布は実験時間内には沈まないため，開始の時間のみを記録し，そのままにして以下の実験を行う．
4) 50 mL ビーカーに SDS 溶液を 25 mL 入れ，浮かべてから沈み始めるまでの時間を測る．SDS 溶液は濃度の薄いほうから順次測定して時間を記録する．

結果の整理

フェルト布が沈むまでに要した時間を秒に換算して記録する．

SDS(M)	水	0.004	0.006	0.008	0.01	0.05
時間(秒)						

横軸に SDS の濃度(M)，縦軸に沈むまでに要した時間(秒)をとりグラフを作成する．実験1のグラフと比較してみる．

洗濯機に入れる洗剤の量について，気付いたことを書きなさい．

実験4　レシチンの乳化作用

食品加工で用いられるレシチンの乳化作用について実験する．水と油の混合液にレシチンを添加することにより安定な乳化状態になることを確認する．

$$\begin{array}{l} H_2C-O-CO-R_1 \\ \ \ \ | \\ HC-O-CO-R_2 \\ \ \ \ | \\ H_2C-O-\text{\textcircled{P}}-X \end{array}$$

レシチン

R_1，R_2：脂肪酸
ⓟ：リン酸（$-PO_3-$）
X：コリン（$-CH_2-CH_2-\overset{+}{N}(CH_3)_3$）

試　薬

レシチン，大豆油，ドデシル硫酸ナトリウム（SDS）

器　具

共栓つき試験管（小形）

操　作

1) 共栓つき試験管を3本準備し，それぞれに大豆油 3 mL を駒込ピペットで入れる．
2) 1本に SDS を 0.5 g，別の1本に大豆レシチン 1.0 mL を加える．
3) 1分間，試験管を縦に強くふりまぜる．
4) 3本の試験管にそれぞれ精製水を 1 mL ずつ駒込ピペットで入れる．

	ブランク	SDS 添加	大豆レシチン添加
油(大豆油)	3 mL	3 mL	3 mL
SDS	—	0.5 g	—
大豆レシチン	—	—	1.0 mL
精製水	1 mL	1 mL	1 mL

5）2分間，試験管を上下に強くふりまぜる．
6）試験管を10分間放置し，水と油が分離しているか観察する．
　　＊結果が判断しにくい場合は，さらに5分間放置して観察する．

結果の整理

放置後の水と大豆油の分離の状況を観察し，

　　　　分離している場合：－　　　　分離しない場合：＋または＋＋

として乳化剤の作用を判定しなさい．

	ブランク	SDS 添加	大豆レシチン添加
判定			

2.12　蒸留

　物質は，温度により個体，液体，気体の三相の状態となる．
　溶液を加熱すると気化(蒸発)する成分と残る成分に分かれる．ある温度で加熱し，気化させた成分を冷却し，再び液体として回収し，気化しない成分と分けることを蒸留という．蒸留は，焼酎やウイスキーなどの蒸留酒を作る際に工業的に行われている手法である．ここでは海水を使って蒸留を行ってみる．
　この実験の目的は自分で蒸留装置を組み立て，蒸留を自分の手で行ってみることに加え，多量の液体を沪過する時の吸引沪過法を練習し，冷却水の流し方を学び，また海水中に溶けている塩分は水が蒸発する温度では蒸発しないことを確認する．

実験　海水の蒸留

試　料
　海水，食塩標準液

器　具
　吸引瓶，ブフナー漏斗(ヌッチェ)，アスピレーター(循環式)，リービッヒ冷却器，丸底フラスコ，三角フラスコ，バーナー，三脚，塩分濃度計

操　作

海水の沪過

1）海水を吸引沪過して浮遊物を除く．図2.11のような装置で，ブフナー漏斗に穴部分をちょうど

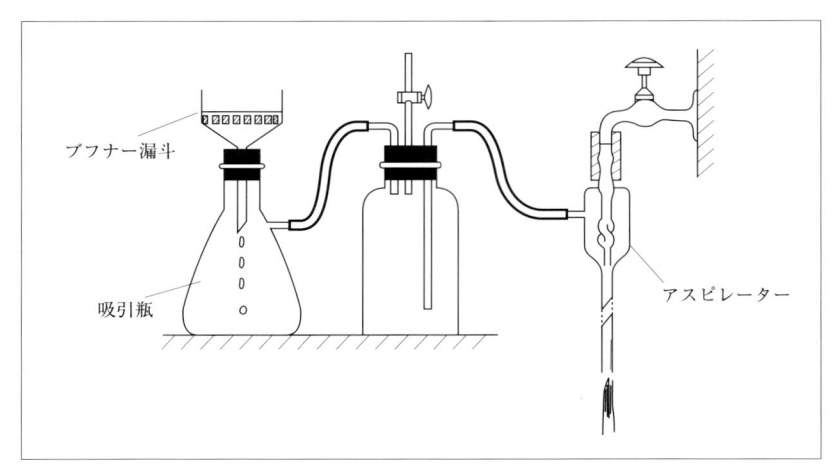

図 2.11　アスピレーター

　塞ぐ大きさの沪紙を置いて，アスピレーターで吸引しながら沪過する．アスピレーターとしては，図のような直接水流を使用するもののほか，水槽の水を循環させて使用するものも用いられる．
2) 海水の塩分濃度を塩分濃度計(p.31)で測る．

蒸留

3) 蒸留装置を図 2.12 のように組み立てる．
4) 沪過した海水 100 mL をメスシリンダーで測り，丸底フラスコに入れ，沸石を加える．
5) 丸底フラスコを蒸留装置の冷却管に装着する．
6) 冷却水が冷却管の上部から流れ出ていることを確認してから，バーナーに点火し，加熱する．
7) 約 50 mL の留出液が出たところで火を止め，留出液の容量をメスシリンダーで測る．
8) 留出液の塩分濃度を測定する．
9) 丸底フラスコに残った残留液の容量をメスシリンダーで測る．

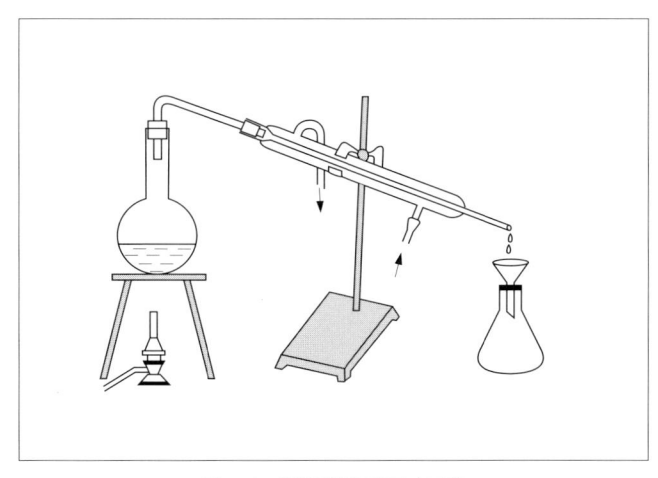

図 2.12　蒸留装置の組み立て方

10) 残留液 10 mL をとり，水で 5 倍に希釈してから塩分濃度を測定する．

結果の整理

海水中の食塩の総量，留出液中およびフラスコ内に残っていた食塩（留出残液の食塩）の総量を計算して比較する．

ただし，海水の比重を 1.03，フラスコ内の残液の比重を 1.04 として計算する．

	液量(mL)	食塩濃度(%)	含有食塩量(g)
海水			
留出液			
留出残液			

設　問

上記の結果からどのようなことがわかったか考察しなさい．

2.13　分子量の測定

分子量の測定には，化合物の状態や分子量の大きさに応じて，それぞれにふさわしい方法がある．気体または容易に気化する化合物については Victor-Meyer 法，Dumas 法などの直接法があり，液体や固体の化合物については氷点降下法や沸点上昇法などの間接法がある．高分子化合物については粘度法，光散乱法，沈降平衡法，浸透圧法，末端基定量法，ゲル沪過法などがある．さらに，現在は，質量分析器を用いてきわめて正確に分子量を測定することができる．

ここでは，簡単な器具を用いて，基本的な原理を使って分子量を測定する．

実験　Dumas の蒸気密度測定法による，揮発性有機物の分子量の測定

気体の状態方程式から計算する方法である．気体の状態方程式は次に示すとおりである．

$$PV = nRT = \frac{w}{M}RT \quad \cdots\cdots(1)$$

この式で，P, V, T はそれぞれ，気体の圧力，体積，絶対温度（摂氏温度 + 273 度）であり，n, w, M はそれぞれ，気体のモル数，重さ，分子量を表している．R は気体定数である．

式(1)を分子量を計算する形に書きなおすと，

$$M = \frac{RT}{P} \cdot \frac{w}{V} \quad \cdots\cdots(2)$$

のようになる．温度と気圧と気体の体積と重さを測れば，分子量が計算できる．(2)式の w/V（つまり密度）を求めるので，蒸気密度測定法ともいう．

試　薬

エチルアルコール，イソプロピルアルコール，tert-ブチルアルコール，酢酸エチル

器 具

容量 100 mL の Weld 型ピクノメーター，電子てんびん(感量 0.01 g，できれば 0.001 g が望ましい)，温度計，500 mL ビーカー，駒込ピペット，スタンド，金網，沸石

操 作

1) 十分に乾燥した清浄な Weld 型ピクノメーターに栓をつけて，正確に 0.01 g(できれば 0.001 g が望ましい)の桁まで秤量する．

2) 0.5 mL の試料をオートピペットで注入して，栓をする．試料は名前を隠して用意された 4 種の未知試料の中から各自選択する．

3) これを図 2.13 のように，水槽(500 mL ビーカー)の中に支持台で固定する．ピクノメーターの底はビーカーの底から 2〜3 cm の位置が望ましい．

4) 水面がピクノメーターの肩まで来るように水道水を入れる．栓のすり合わせ部分から水が内部に侵入しないように注意する．

5) 水槽内に沸石を 2，3 粒入れてから加熱を始める．バーナーの炎は途中で強くしたり弱くしたりしないほうがよいので，初めに調節しておく．

6) ピクノメーターの内部をよく観察しながら，水槽の温度を 80〜85℃ まで上昇させる．容器内部に試料の液滴がなくなり，栓の上部のキャピラリー部分で泡がはじけなくなった時に加熱を止め，水槽の温度を計る．この温度を絶対温度で表したものが式(2)の T である．液滴の確認のために，ピクノメーターを持ち上げたり，取り出したりしてはいけない．

7) 水槽からピクノメーターを取り出し，室温に放置すると，内部を満たしていた試料の蒸気は液化して底部に凝縮し，同時に外部から空気が流入する．ピクノメーターが室温まで冷めたら，外側に付着した水分をよく拭き取ってから秤量する．この秤量値から 1) で秤った風袋を差し引くと，内部に残った試料の重量(g)が求められる．これが式(2)の w である．

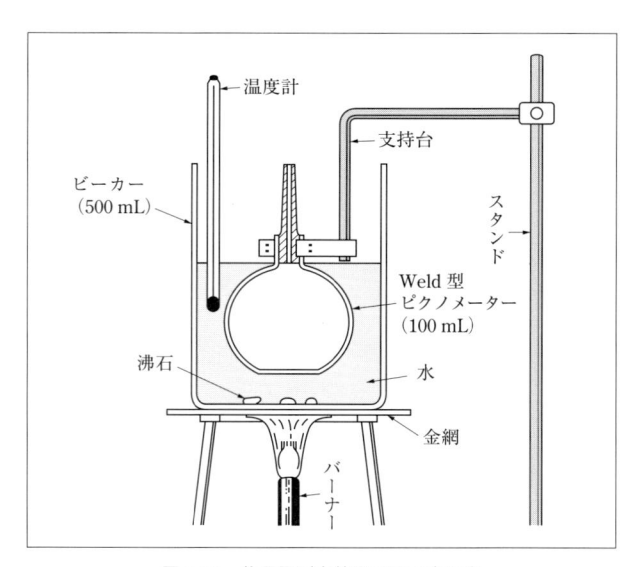

図 2.13 分子量測定装置の組み立て方

8) 次にピクノメーターの体積(式(2)のV)を求める．秤量を終わったピクノメーターを十分洗浄して，精製水を満たす．共栓を静かに乗せ，キャピラリーの先端まで水で満たされていることを確認する．外側に付着した水を完全に拭き取ってから秤量する．この値から1)で測った風袋を引くと，内部の精製水の重さが出る．この後，栓を取って温度計を差し込み温度を測る．その温度における水の比重を表2.4で調べて，水の体積(ピクノメーターの容積)を計算する．これで気体の体積Vが求まった．

9) 最後に，気圧計で大気圧を読む．ヘクトパスカル目盛りの指針を読み，1013で割ると気圧が得られる．

表2.4 水の比重(g/mL)

温度(℃)	比重	温度(℃)	比重
0	0.999	24	0.997
4	1.000	25	0.997
8	0.999	26	0.996
10	0.999	27	0.996
20	0.998	28	0.996
21	0.998	29	0.996
22	0.997	30	0.995
23	0.997	40	0.992

結果の整理

1) 式(2)に，実験で得た数値および気体定数($R = 0.082$ L・気圧 /K・モル)を代入し，分子量を計算する．

2) 4種の試料の分子量を化学式からあらかじめ計算しておき，その値と比較して，選んだ試料が4種の中のどれであったかを判定する．

Chapter 3 炭水化物

　炭水化物(carbohydrate)は，$C_n(H_2O)_m$という一般式で表され，分子中に2個以上のアルコール基(OH)をもち，さらにアルデヒド基(CHO)またはケトン基(CO)をもつ化合物またはその縮合物をいう．天然に一般的に存在する炭水化物はまた，構成する炭素の数により**五炭糖(ペントース)**および**六炭糖(ヘキソース)**に大別される．官能基としてアルデヒド基をもつ糖を**アルドース**，ケトン基をもつ糖を**ケトース**とよぶ．糖のアルデヒド基およびケトン基は，還元力をもつので，これらの基を遊離の形で含む糖を**還元糖**，その他の糖を**非還元糖**という．天然に存在する糖類は大きく次のように分類される．

1) **単糖類**：ブドウ糖，果糖，キシロースなど
2) **少糖類**：ショ糖，麦芽糖，乳糖など
3) **多糖類**：デンプン，セルロースなど
4) **誘導糖質**：ソルビトール，グルクロン酸など

　食品・栄養学の分野では人体の消化性を考慮して炭水化物を糖質と繊維とに分けることもある．

3.1　糖の定性反応

　糖類は炭水化物のうち繊維を除いたものをいう．食品中に存在する糖類のうち動物の主要なエネルギー源となるブドウ糖(グルコース)およびその縮合物であるデンプン(スターチ)はとくに栄養的に重要な意義をもつ糖類である．そのほか，はちみつや果実などに含まれる果糖(フルクトース)，甘味料として調理や食品の加工に利用されるショ糖(スクロース)，水あめなどの成分である麦芽糖(マルトース)および乳中に多量に存在する乳糖(ラクトース)などが一般に知られている．これらの糖類の構造式を図3.1に示す．デンプンはp.57を参照のこと．五炭糖にはキシロースなどがある．

　これらの糖は上に記したようにそれぞれ化学的に異なった性質をもっており，その性質の違いにより種々の検出反応を利用して区別することができる．

　いくつかの検出反応を行って糖類の化学的性質の違いを知るとともに未知の糖の同定を行う．

　実験を始めるにあたって，図3.1を参照して各種糖の性質をよく確認しておくことが，結果の判定において大切である．

試　料

　1%糖溶液：キシロース，ブドウ糖，果糖，麦芽糖，ショ糖，デンプンの各水溶液．デンプン溶液の作り方はp.62参照のこと
　未知検液：上記の糖溶液のうち2種類を未知検液とし，それぞれA，Bとする．

図3.1 天然に存在する糖類

器　具

試験管，ビーカーまたは湯浴，駒込ピペット

実験1　モーリッシュ(Molisch)反応：糖類全般の反応

糖および糖を含むすべての物質に陽性の反応である．濃硫酸の作用によりフルフラール誘導体ができ，これがさらに，1-ナフトールに作用して赤紫または紫色に呈色する．

試　薬

- 1-ナフトール試薬：1-ナフトール1gを95％エタノールに溶解して20 mLとする．かっ色瓶に貯蔵する．
- 濃硫酸

操　作

1) 1％糖溶液および未知検液1 mLをそれぞれの試験管にとり，これに1-ナフトール試薬2～3滴を加えてよくふりまぜる．

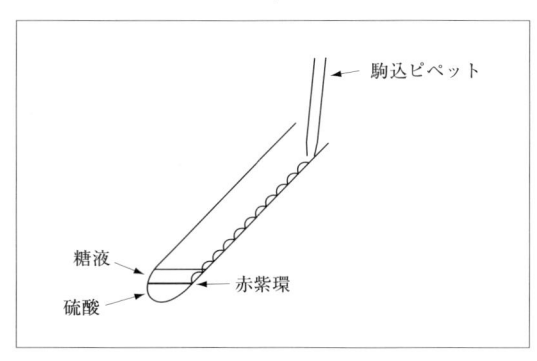

図3.2　モーリッシュ反応

3.1　糖の定性反応

2) 試験管を傾けて濃硫酸 1 mL を駒込ピペットを用いて器壁を伝わらせながら静かに加える．この時，試験管は決してふりまぜてはいけない．
3) 濃硫酸は下層に沈んで 2 層となり，糖の存在により両層の境界面に赤紫色の輪ができる（図 3.2）．

実験 2　アンスロン(Anthrone)反応：糖類全般の反応

この反応は還元糖はもとより多糖類，配糖体など糖類全般に適用できる．反応はたいへん鋭敏で条件を精密にとると定量法としても用いられる．タンパク質やビタミン C などは赤色を呈するが糖類以外の有機化合物はかっ色を呈する．

試　薬
アンスロン試薬：アンスロン 0.1 g を 95 % 硫酸*50 mL に溶かしたもの．この試薬は黄色を呈し放置するとだんだんかっ色を帯びてくる．保存は冷蔵庫で行うが長くは置けない．

操　作
1) 試料を水で約 10 倍に希釈しその 1 mL を使用する．
2) 糖溶液 1 mL にアンスロン試薬 2 mL を加えてよくふりまぜる．
3) 糖が存在すると，初めは緑色を呈し次に青緑色となる．

実験 3　フェーリング(Fehling)反応：還元糖の反応

還元糖にアルカリ性銅試薬（フェーリング液）を加え加熱すると，銅が還元されて酸化銅（I）の沈殿を生ずる．糖以外でも還元力を有する化合物を検出するために用いられる代表的な反応である．

$$RCHO + 2\,Cu(OH)_2 \longrightarrow RCOOH + Cu_2O \downarrow + 2\,H_2O$$

試　薬
フェーリング A 液：硫酸銅($CuSO_4 \cdot 5\,H_2O$) 7 g を水に溶かして 100 mL とする．
フェーリング B 液：酒石酸カリウムナトリウム（ロッシェル塩 $KNaC_4H_4O_6 \cdot 4H_2O$）35 g と水酸化ナ

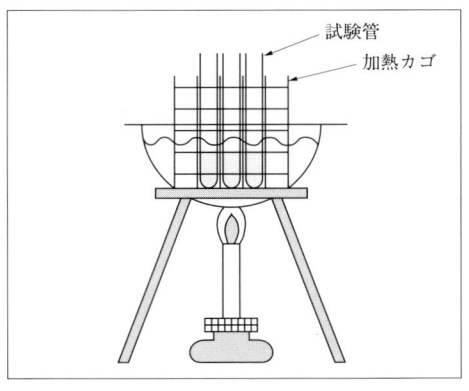

図 3.3　加熱

* 2.5 mL の水を三角フラスコにとり，水で冷やしながら特級硫酸 47.5 mL を少しずつ加える．発熱が激しいので十分注意する．逆にしてはいけない．

トリウム 10 g を水に溶かして 100 mL とする．

操　作

1) フェーリング A 液 0.5 mL と B 液 0.5 mL を試験管にとり混合する．
2) 糖溶液 1 mL を加えよく混和したのち，沸騰湯浴中で 10 分間加熱する（図 3.3）．
3) 還元糖の存在により赤色沈殿を生ずる．糖量が少ない場合は液の色が黄緑色になる．このときはしばらく放置して管底の赤色沈殿を確認するとよい．

実験 4　ニーランダー(Nylander)反応：還元糖の反応

還元糖の存在によりビスマスが還元されて黒色の金属ビスマスが析出する．試料中にタンパク質が存在すると黒色の硫化ビスマスができるから，あらかじめ除タンパク質を行わなければならない．

試　薬

ニーランダー試薬：次硝酸ビスマス$(Bi(OH)_2NO_3)$ 2 g，ロッシェル塩 4 g を 10%水酸化カリウム溶液 100 mL に溶かし冷却後，沪過する．

操　作

1) 糖溶液 2 mL を試験管にとり，ニーランダー試薬 0.5 mL を加える．
2) 沸騰湯浴中で 5 分間加熱する．
3) 還元糖の存在により黒色のビスマスが析出する．

実験 5　銀鏡(Tollens)反応：還元糖の反応

還元糖，アルデヒドなどによりアンモニア性硝酸銀溶液中の銀が還元され，金属銀が試験管壁に析出して銀鏡を作る．

試　薬

0.1 M 硝酸銀溶液，1%アンモニア水

操　作

1) 0.1 M 硝酸銀溶液 3 mL を試験管にとり 1%アンモニア水を滴下する．沈殿が生ずるがさらにアンモニア水を滴下すると沈殿は溶ける．ここでアンモニア水の滴下を止める．
2) アンモニア性硝酸銀溶液に糖溶液 1 mL を加え湯浴中でゆるやかに加熱する．
3) 還元糖の存在により銀鏡が生ずる．
4) 実験終了後の試験管中の銀鏡は硝酸を加えるととれやすい．

実験 6　バーフォード(Barföd)反応：単糖類の反応

還元力の強さの違いにより単糖類と還元性の二糖類を区別する反応である．加熱を続けると二糖類などでも反応するから注意を要する．

試　薬

バーフォード試薬：酢酸銅(Ⅱ)$(Cu(C_2H_3O_2)_2 \cdot H_2O)$ 24 g を沸騰水 450 mL に溶かし，直ちに 8.5%乳酸 25 mL を加えかくはん冷却したのち，500 mL に薄めて沪過する．

操 作

1) バーフォード試薬 2 mL を試験管にとり，あらかじめ沸騰湯浴中で 5 分間加熱しておく．
2) 沸騰湯浴からいったん取り出し，糖溶液 1 mL を加えてよく混和する．
3) 再び沸騰湯浴中で加熱する．再加熱から 5 分以内に赤色沈殿が生成すれば単糖類である．

実験 7　セリワノフ(Seliwanoff)反応：ケトースの反応

ケトースおよびケトースを含む糖の存在により赤色を呈する．

試 薬

レゾルシン試薬：0.5%レゾルシン水溶液 3.5 mL に濃塩酸 12 mL を加え，水を加えて 35 mL とする．

操 作

1) 糖溶液 1 mL を試験管にとり，0.5%レゾルシン試薬 2 mL を加えてよくふりまぜる．
2) 沸騰湯浴中で加熱する．
3) ケトースが存在すると 5〜10 分で赤色が現れる．

実験 8　オルシノール(Orcinol)反応：ペントースの反応

アルドペントースに対する特異的定量法として示されたものである．ペントースの存在により緑色を呈する．ヘキソースの中には，茶かっ色の呈色を示すものもあるが，透明な緑色以外のものは陰性（−）と判定する．

試 薬

0.1%塩化鉄(Ⅲ)溶液：塩化鉄(Ⅲ)($FeCl_3 \cdot 6H_2O$) 0.1 g を 100 mL の濃塩酸に溶解する．

0.1%オルシノール溶液：オルシノール〔$CH_3C_6H_3(OH)_2$〕0.1 g をエタノール 100 mL に溶解する．保存はあまりきかないので，使用時に調製する．

操 作

1) 糖溶液 1 mL を試験管にとり，これに 0.1%塩化鉄(Ⅲ)溶液 1 mL および 0.1%オルシノール溶液 1 mL を加えてよくふりまぜる．
2) 沸騰湯浴中で加熱する．
3) 10〜15 分で着色が見られたら取り出して観察する．
4) 既知試料のうち，アルドペントース（キシロースなど）の呈色を確認し，これ以外の着色は陰性（−）と判定する．

実験 9　ヨウ素デンプン反応：デンプンの反応

デンプン溶液にヨウ素ヨウ化カリウム溶液を加えると青紫色を呈する．これはデンプンを構成するアミロースによる呈色である．アミロペクチンは赤かっ色を呈する(p.60 参照)．

試 薬

ヨウ素ヨウ化カリウム試薬：ヨウ化カリウム(KI) 0.7 g を水 15 mL に溶解する．別にヨウ素(I_2) 0.3 g を入れた 100 mL のフラスコにヨウ化カリウム溶液を加えヨウ素を溶かしたのち，水を加えて 100 mL とする．

操 作

1) 糖溶液 1 mL を試験管にとり，これにヨウ素ヨウ化カリウム試薬を 1～2 滴加える．
2) デンプンの存在により濃青色を呈する．

結 果

各種糖の定性反応の観察結果を記録し，反応の＋－を判断して下の表に書き込みなさい．
糖の性質から考えて相反する結果が出た場合はもう一度やり直してみる必要がある．

反応＼糖	モーリッシュ	アンスロン	フェーリング	ニーランダー	銀鏡	バーフォード	セリワノフ	オルシノール	ヨウ素デンプン
キシロース									
ブドウ糖									
果糖									
麦芽糖									
ショ糖									
デンプン									
未知検液 A									
〃 B									

以上の結果から未知検液 A，B に含まれる糖を同定しなさい．

　　　　　　　　　　　　　　　　　　A＿＿＿＿＿＿＿＿＿，B＿＿＿＿＿＿＿＿＿

設 問

1) 上述の定性反応で，お互いを区別するに必要な各糖の化学的性質を列挙し比較しなさい．

3.2　オサゾンの形成

　還元糖にフェニルヒドラジンを作用させると，水に不溶な黄色のフェニルオサゾン（オサゾン）を生成する（図 3.4）．このオサゾンは糖の種類により異なった結晶形と融点をもっているので，還元糖の検出確認に用いられる．フェニルオサゾンが明確な融点を示さない場合は，これを硫酸銅水溶液中で加熱分解し，オストリアゾールを作る．これは安定で明確な融点を示し，また比旋光度も大きいので確認に適している．

実験　オサゾンの生成と検鏡

試 薬

2.5% 糖溶液：ブドウ糖，ガラクトース，キシロースなど
フェニルヒドラジン塩酸塩（固体），酢酸ナトリウム（固体）

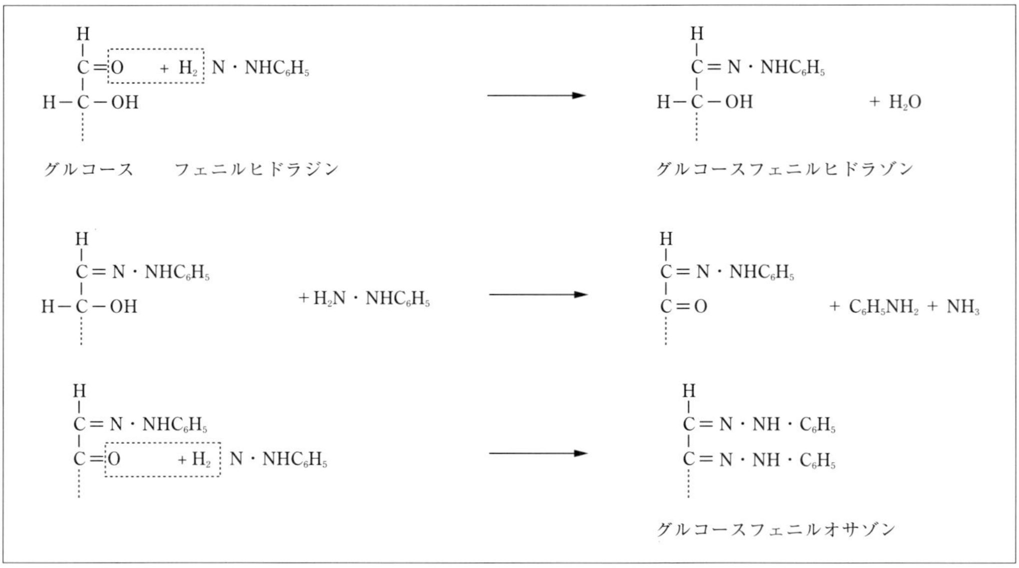

$$\begin{array}{c} H \\ | \\ C=O \\ | \\ H-C-OH \\ | \end{array} + H_2N \cdot NHC_6H_5 \longrightarrow \begin{array}{c} H \\ | \\ C=N \cdot NHC_6H_5 \\ | \\ H-C-OH \\ | \end{array} + H_2O$$

グルコース　フェニルヒドラジン　　　　　　　グルコースフェニルヒドラゾン

$$\begin{array}{c} H \\ | \\ C=N \cdot NHC_6H_5 \\ | \\ H-C-OH \\ | \end{array} + H_2N \cdot NHC_6H_5 \longrightarrow \begin{array}{c} H \\ | \\ C=N \cdot NHC_6H_5 \\ | \\ C=O \\ | \end{array} + C_6H_5NH_2 + NH_3$$

$$\begin{array}{c} H \\ | \\ C=N \cdot NHC_6H_5 \\ | \\ C=O \\ | \end{array} + H_2N \cdot NHC_6H_5 \longrightarrow \begin{array}{c} H \\ | \\ C=N \cdot NH \cdot C_6H_5 \\ | \\ C=N \cdot NH \cdot C_6H_5 \\ | \end{array}$$

グルコースフェニルオサゾン

図3.4　オサゾン生成反応

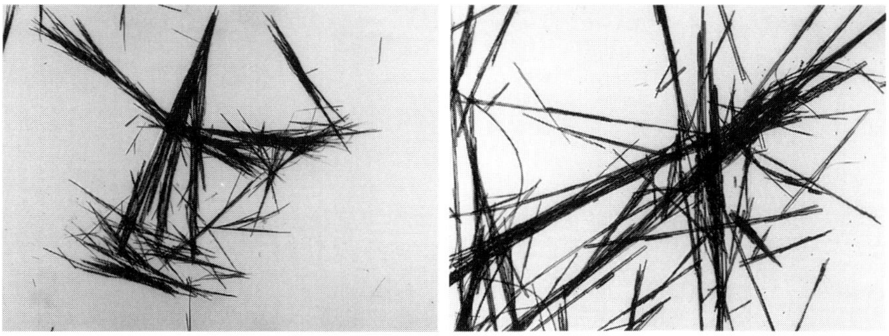

グルコースオサゾン(112倍)　　　キシロースオサゾン(112倍)

図3.5　糖のオサゾン

器　具
試験管，湯浴，顕微鏡

操　作
1) 糖溶液 5 mL を試験管にとり，これにフェニルヒドラジン塩酸塩 0.3 g を加え，よくふって溶解する．
2) 酢酸ナトリウム 0.5 g を加えよくふり溶解する．
3) 沸騰湯浴中で 20～30 分間加熱すると黄色のオサゾンが生成する．
4) 結晶の一部をとり，プレパラートを作成して検鏡しスケッチする．

結　果

　各種糖を用いて作成したオサゾンの検鏡結果をスケッチし，比較検討しなさい．顕微鏡の倍率も記録すること．

設　問

　1）ブドウ糖と果糖は同じオサゾンを形成するがその理由を述べなさい．

3.3　糖の定量

　食品中の炭水化物の総量は一般には可溶性無窒素物（炭水化物）として計算により求める（p.128 参照）．しかし牛乳などのように特定の糖を含む食品の場合はこれを定量する方法も行われている．

　糖の定量法はその還元力を利用したものが多く，普通ベルトラン法，レインエイノン法，ソモジー法あるいはソモジーネルソン法などが行われるが，これらはいずれも銅塩に対する糖の還元力を利用したものである．

　ここでは操作中に反応の経過が理解しやすいベルトラン法について述べる．ほかの方法については成書を参考にされたい．

3.3.1　ベルトラン法による還元糖の定量

　還元糖溶液にアルカリ性下で水酸化銅を加えて加熱すると，銅が還元されて酸化銅（Ⅰ）の赤い沈殿が生じる．この沈殿の量は試料溶液中の還元糖の量に比例する．この酸化銅（Ⅰ）の沈殿を沪別したのち，硫酸鉄（Ⅲ）を作用させると，酸化銅（Ⅰ）の量に比例して鉄（Ⅱ）塩が生じる．生じた鉄（Ⅱ）塩を過マンガン酸カリウムで滴定することにより，まず試料溶液中の糖により還元された銅量を求め，計算により糖量を求める．

$$CuSO_4 + 2\,NaOH \longrightarrow Cu(OH)_2 + Na_2SO_4 \tag{1}$$

$$\underset{\text{アルカリ性銅試薬}}{2\,Cu(OH)_2} + \underset{\text{還元糖}}{RCHO} \longrightarrow \underset{\text{酸化銅（Ⅰ）}}{Cu_2O} \downarrow + 2\,H_2O + RCOOH \tag{2}$$

$$Cu_2O + Fe_2(SO_4)_3 + H_2SO_4 \longrightarrow 2\,CuSO_4 + 2\,FeSO_4 + H_2O \tag{3}$$

$$10\,FeSO_4 + 2\,KMnO_4 + 8\,H_2SO_4 \longrightarrow 5\,Fe_2(SO_4)_3 + 2\,MnSO_4 + K_2SO_4 + 8\,H_2O \tag{4}$$

実験　牛乳中の乳糖の定量

　牛乳中には乳糖が多量に含まれており乳固型分の約半量を占めている．乳糖は乳幼児には必要であるが成人の場合は消化されずに下痢を引き起こすことがあるといわれている．このため牛乳の加工の際には乳糖を除去したり，乳酸に変えることが行われている．

　牛乳中の乳糖は測定に影響を及ぼすタンパク質を除去したのち，還元糖定量法により測定する．

試　料

　牛乳（市販の牛乳）

試　薬

　硫酸銅溶液：硫酸銅（$CuSO_4 \cdot 5H_2O$）34.639 g を水に溶解して 500 mL とする．

0.5 M 水酸化ナトリウム溶液.

ベルトラン A 液(以下 A 液とよぶ):硫酸銅 40 g を水に溶解して 1 L とする.

B 液:酒石酸カリウムナトリウム(ロッシェル塩)200 g と水酸化ナトリウム 150 g を水に溶解して 1 L とする.

C 液:硫酸鉄(Ⅲ)〔$Fe_2(SO_4)_3$〕50 g と濃硫酸 110 mL をフラスコに入れ,水を加えて 1 L とする.この溶液が過マンガン酸カリウム溶液を還元するときは,還元しなくなるまで過マンガン酸カリウム溶液を加えておく.

D 液:過マンガン酸カリウム($KMnO_4$)5 g を水に溶解し 1 L とする.2 日間放置し沪過してからかっ色瓶に貯える.

過マンガン酸カリウム溶液 1 mL に相当する銅量を次のようにして求めておく.

200 mL 三角フラスコにシュウ酸アンモニウム 250 mg 前後を正確に秤り取り,水 50〜100 mL を加えて溶解する.濃硫酸を 1〜2 mL 加え 60〜80℃ に加熱する.冷めないうちに D 液(過マンガン酸カリウム溶液)で滴定する.

$$\text{過マンガン酸カリウム溶液 1 mL に相当する銅量 (mg)} = a \times \frac{2 \times 63.5}{142.1} \times \frac{1}{b}$$

a:シュウ酸アンモニウム重量(mg), b:滴定値(mL)

器 具

牛乳用比重計(乳ちょう計),100〜200 mL メスシリンダー,50〜100 mL ビーカー,漏斗,沪紙,100 mL メスフラスコ,300 mL 三角フラスコ,グラスフィルター(G3 または G4),ウィットの沪過装置(または吸引瓶),ビュレット,20 mL ホールピペット

操 作

試料糖液の調製(除タンパク質)

1) 牛乳を 100〜200 mL メスシリンダーに入れ,牛乳用比重計を浮かべて比重を読みとる.計り方は p.116 を参照.ただし温度補正は必要ない.
2) 比重のわかった牛乳 5.0 mL をホールピペットで正確に 50 mL または 100 mL ビーカーに量り取り,水 10 mL を加える.さらに硫酸銅溶液 4 mL および 0.5 M 水酸化ナトリウム溶液 2.5 mL を加えて混合する.
3) タンパク質を沈殿させた液を沪過し沪液は 100 mL メスフラスコに受ける(図 3.6).水でビーカーおよび沈殿を十分洗浄し,洗液は沪液に合わせる.水で 100 mL にした後よく混和して試料糖液とする.

ベルトラン(Bertrand)法

4) 300 mL 三角フラスコにベルトラン A 液,B 液をそれぞれ 20 mL ずつホールピペットを用いて加える(安全ピペッターを使用する.p.73).このとき溶液の色の変化を観察する.
5) 生じたアルカリ性銅溶液に試料糖液 20.0 mL をホールピペットで加え混合する.
6) 金網にのせバーナーで加熱する(図 3.7).溶液が沸騰を始めたら少し火を弱め正確に 3 分間煮沸する.

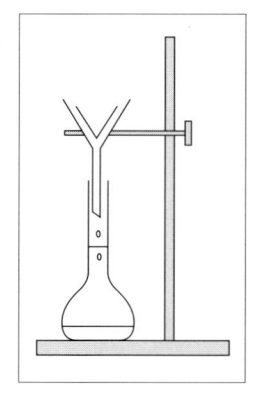

図 3.6 沪過

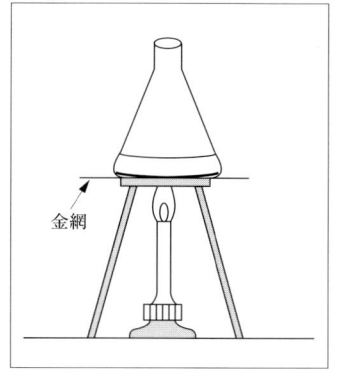

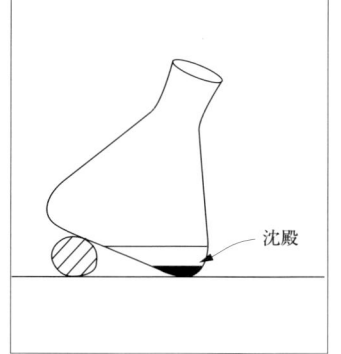

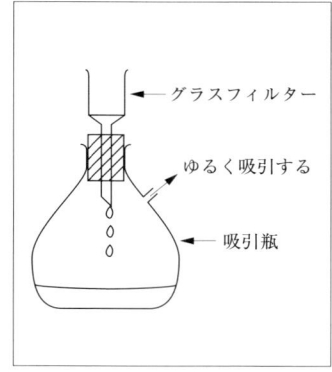

図 3.7 加熱(直火)　　　図 3.8 静置　　　図 3.9 グラスフィルター沪過

7) 流水で外側を冷却後，三角フラスコを図 3.8 のようにななめにして放置し，沈殿を底にためる．上澄み液を吸引瓶に装着したグラスフィルターに注ぎアスピレーターでゆるやかに吸引する．強く吸引すると沈殿がフィルターを素通りしたり，フィルター上の沈殿が酸化されるので，注意を要する．自然沪過でもよい(沈殿はできるだけ三角フラスコに残す)．
8) 三角フラスコに少量の水を加え沈殿をよく洗ってから再び静置(図 3.8)し，上澄み液をグラスフィルターに注ぐ(図 3.9)．この操作を青色の着色がなくなるまで 3～4 回繰り返す．

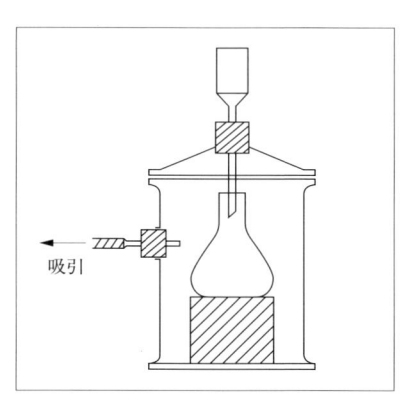

図 3.10 ウィットの沪過装置

9) 吸引瓶からいったんグラスフィルターを取り外し，中の廃液を捨てる．吸引瓶を水道水，純水でよく洗ってから再びグラスフィルターを装着する．
10) C 液 20 mL をとり，この 3 分の 1 量を三角フラスコに入れてよくふり，酸化銅(I)の沈殿を溶かす．溶液をこぼさないようにグラスフィルター上に注ぐ．しばらく放置してフィルター上の沈殿を溶かしてから，ゆっくりと吸引する．残りの C 液を 2 回に分け，上の操作を繰り返したのち，少量の水で三角フラスコおよびフィルターを洗浄する．

　　ウィットの沪過装置(図 3.10)がある場合は，沈殿を作るのに用いた三角フラスコをそのまま沪液を受ける容器として用いる．
11) D 液で微紅色になるまで滴定する．過マンガン酸カリウム溶液の色が 30 秒以上消えない点を終点とする．

結果および計算
試料名，入手先など＿＿＿＿＿＿＿＿＿＿
試料の比重(d)＿＿＿＿＿＿＿＿＿＿
試料採取量(s)＿＿＿＿＿＿＿＿＿＿mL

脱タンパク質後の試料糖液総量(a)＿＿＿＿＿＿＿＿＿＿mL
ベルトラン法に用いた試料糖液の量(b)＿＿＿＿＿＿＿＿＿＿mL
過マンガン酸カリウム溶液の滴定値(c)＿＿＿＿＿＿＿＿＿＿mL
過マンガン酸カリウム溶液1 mLに相当する銅量(e)＿＿＿＿＿＿＿＿＿＿mg
試料糖液 b mL中の糖により還元された銅量(F mg)を求める.

$$F = e \times c = \underline{\hspace{3cm}} \text{mg}$$

F mgの銅に相当する糖量を乳糖としてベルトラン糖類定量表(付表3, p.136)より求めこれを G mgとする.

　　銅量(F mg)より糖量(G mg)の求め方

　　F = 30.0 mgであったとすると，糖類定量表より

銅(乳糖, F)	糖類(G)
29.8	21
30.0	x
31.1	22

$$\frac{30.0 - 29.8}{31.1 - 29.8} = \frac{x - 21}{22 - 21} \quad \text{より}$$

$x(G) = 21.2$ mg

$$\text{牛乳中の乳糖}(\%) = G \times \frac{a}{b} \times \frac{100}{s} \times \frac{1}{d} \times \frac{1}{1000}$$

設　問

1) 反応式(1)～(4)の反応はそれぞれ実験操作のどれに相当するか．番号で示しなさい．
2) 得られた値を食品成分表の炭水化物量と比較してみなさい．

3.3.2 非還元糖の定量

　デンプン，デキストリン，ショ糖など還元力をもたない糖類は還元力測定法では測定できないが，これらを酸や酵素を用いて加水分解し，還元糖として定量することが一般に行われている．

　デンプンやデキストリンの場合，完全加水分解するには1 M塩酸を用いて100℃で2.5～3時間を要する．加水分解で生じたブドウ糖量を還元糖定量法により測定し，これに0.9をかけてデンプンあるいはデキストリン量とする．

　ショ糖の場合，0.025 M(25 mM)塩酸で30分加熱することにより完全に加水分解される(図3.11)．加水分解により生じた転化糖量に0.95をかけてショ糖とする．

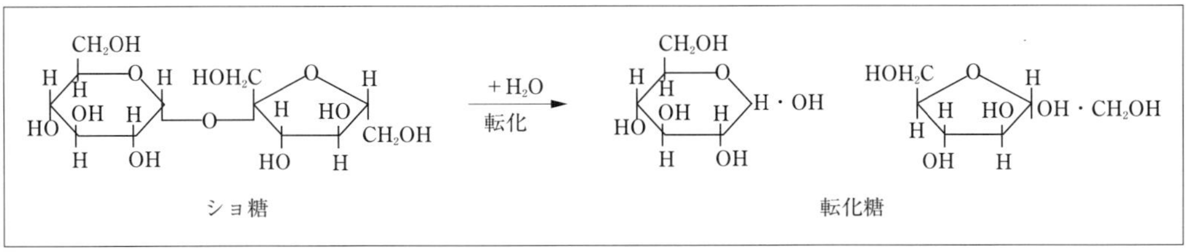

図3.11　ショ糖の加水分解反応(転化)

実験　清涼飲料水中のショ糖の定量

　食品衛生法によると，清涼飲料水とは炭酸または有機酸を含有し，酸味を呈する飲料で，保存を目的とする容器に入れたものとされている．清涼飲料水から酸味を取り去ったものを保存飲料としている．これらの飲料水にはふつう10%前後のショ糖が甘味料として添加されている．このショ糖を酸で加水分解して転化糖（invert sugar）としてベルトラン法で定量する．

　なお製品中には転化糖などの還元糖を含んでいる場合があるのであらかじめこの量を測定しておき，加水分解後の還元糖総量よりこれを差し引いてショ糖量とする．

試　料
清涼飲料水：コーラ，サイダーなど

試　薬
0.12 M 塩酸，0.12 M 水酸化ナトリウム溶液，ベルトラン糖類定量用試薬（p.51 参照）

器　具
5 mL ホールピペット，100 mL 三角フラスコ，100 mL メスフラスコ，還流冷却器，ベルトラン糖類定量用器具（p.52 参照）

操　作

全糖の定量

1) 試料 5.0 mL をホールピペットで 100 mL メスフラスコに正確にとり，水を加えて定容とする．
2) 希釈した液 20 mL をホールピペットで 100 mL 容三角フラスコにとり，0.12 M 塩酸 5 mL を加え還流冷却器を付して，沸騰湯浴中で 30 分間加熱する（図 3.12）．
3) 放冷したのち，還流冷却器を取りはずし 0.12 M 水酸化ナトリウム溶液 5 mL を加えて中和する．
4) 100 mL 容メスフラスコに定量的に移し入れ，水を加えて 100 mL とする．
5) この溶液 20 mL を用いてベルトラン法（p.51 参照）により糖量を求める．糖は転化糖として計算する．

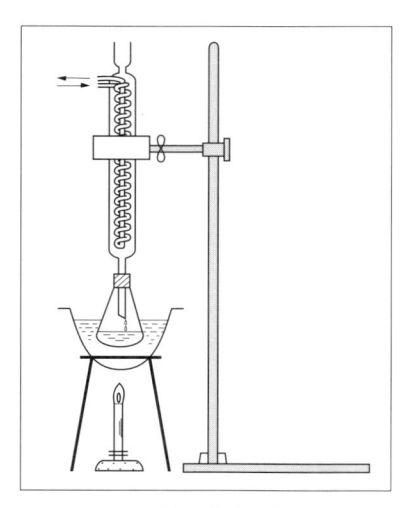

図 3.12　還流下加熱

遊離還元糖の定量

前記1)で希釈した溶液の一定量(20 mL)をホールピペットでとり,直接ベルトラン法により還元糖量を求める.還元糖は転化糖として計算する.

結果および計算

試料名＿＿＿＿＿＿＿＿＿＿＿＿

試料採取量＿＿＿＿＿＿＿＿＿＿＿＿ mL

希釈後の試料溶液総量＿＿＿＿＿＿＿＿＿＿＿＿ mL

【全糖の定量】

加水分解に用いた希釈液の量＿＿＿＿＿＿＿＿＿＿＿＿ mL

加水分解後の試料溶液総量＿＿＿＿＿＿＿＿＿＿＿＿ mL

ベルトラン法に用いた試料溶液の量＿＿＿＿＿＿＿＿＿＿＿＿ mL

過マンガン酸カリウム溶液の滴定値＿＿＿＿＿＿＿＿＿＿＿＿ mL

過マンガン酸カリウム溶液 1 mL に相当する銅量＿＿＿＿＿＿＿＿＿＿＿＿ mg

【遊離還元糖の定量】

ベルトラン法に用いた希釈液の量＿＿＿＿＿＿＿＿＿＿＿＿ mL

過マンガン酸カリウム溶液の滴定値＿＿＿＿＿＿＿＿＿＿＿＿ mL

清涼飲料水中の全糖量(T)＿＿＿＿＿＿＿＿＿＿＿＿ g/100 mL

清涼飲料水中の遊離還元糖量(F)＿＿＿＿＿＿＿＿＿＿＿＿ g/100 mL

清涼飲料水中のショ糖量$(T - F) \times 0.95$＿＿＿＿＿＿＿＿＿＿＿＿ g/100 mL

設 問

1) ショ糖の加水分解を転化(inversion),生成糖を転化糖というがその理由を述べなさい.
2) 転化糖量に 0.95 をかけてショ糖量とするがその理由を述べなさい.デンプンやデキストリンの場合,加水分解で生じたブドウ糖量に 0.90 をかける.その理由も述べなさい.

3.4 デンプンに関する実験

　デンプンは植物が太陽からの光エネルギーを光合成により化学エネルギーとして固定し,種子,根,地下茎などの貯蔵器官中に貯蔵した多糖類の一種である.ヒトおよび動物は活動のエネルギー源として毎日の食事中のデンプンを利用している.

　デンプンは図 3.13 に示すように,多数の D-ブドウ糖が $\alpha 1 \to 4$ グリコシド結合で縮合した鎖状の高分子であるアミロースと,$\alpha 1 \to 4$ 結合の連鎖に $\alpha 1 \to 6$ 結合の枝分かれをもったアミロペクチンから構成されている.

　植物体中に貯蔵されているデンプンは,その植物に特有な形と大きさをもった粒子として存在している.図 3.14 に代表的なデンプン粒子の顕微鏡写真を示す.

　植物体より分離されたデンプンは冷水には不溶であるが,水を加えて加熱することにより粒が膨潤して(図 3.15)透明な溶液となる.この変化を糊化(こか)とよびその温度(糊化温度)はデンプンの種類により異なる(表 3.1).糊化はアルファ化ともいい,生じた糊化デンプンを α デンプンともいう.α デンプ

図 3.13　デンプンの構造

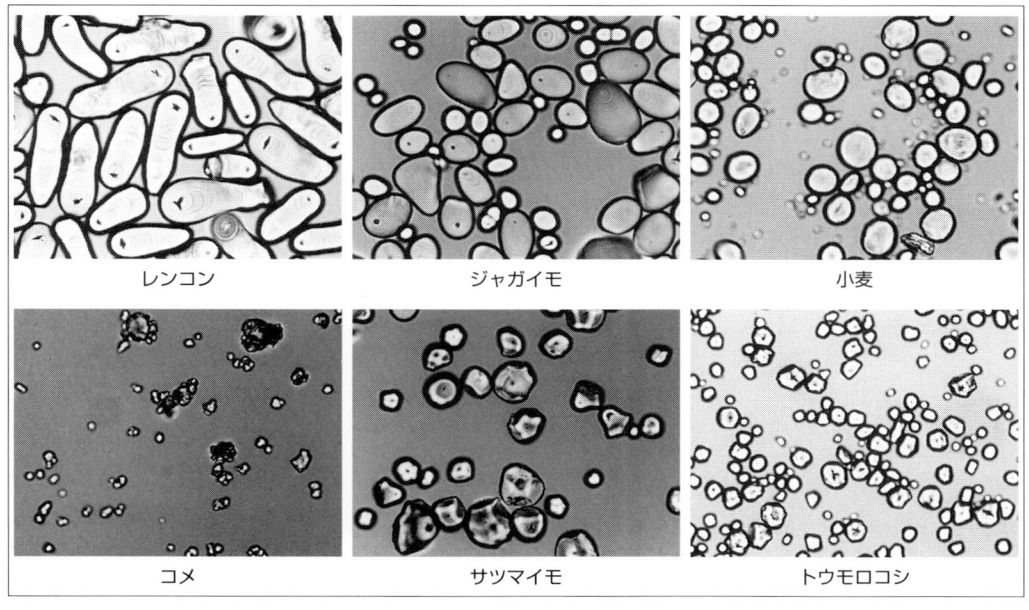

図 3.14　各種食品のデンプン粒子(200 倍)

ンは水分を含んだまま放置すると老化が起こり水に不溶な老化デンプンとなる．

　デンプンの糊化はデンプン食品の加熱調理の大きな目的の1つであり，αデンプンに変えることにより食味や栄養価は向上する．また老化の防止は食品の加工貯蔵において大きな課題の1つで，乾燥による水分の除去や加糖など昔から種々の工夫がなされている．

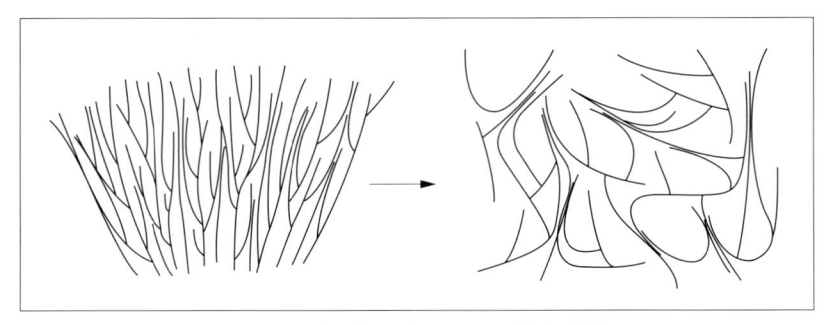

図 3.15　デンプンの膨潤とミセル構造の崩壊

表 3.1　デンプンの糊化温度

デンプンの種類	糊化開始温度(℃)	完全糊化温度(℃)
ジャガイモ	66.0	80.0
サツマイモ	68.0	81.0
トウモロコシ	70.5	86.6
小麦	55.0	66.5
コメ	64.5	72.0

実験 1　デンプンの分離

　デンプンは直径数 μm から数十 μm 程度の粒子で，水に不溶であり速やかに沈殿する．この性質を利用して多量のデンプンが分離され，食品その他の産業で利用されている．わが国では年間 100 万トン以上のデンプンが生産され利用されている．

　いくつかのデンプン食品を材料として，これに含まれるデンプンの分離を行う．

試　薬

　0.3％水酸化ナトリウム溶液

器　具

　おろし金，乳鉢，さらし布，500 mL ビーカー，沪紙

操　作

ジャガイモデンプン，サツマイモデンプン，レンコンデンプンの分離

1) 材料約 100 g をよく洗って皮をむく．
2) おろし金でおろし，一重のさらし布でくるむ．
3) 500 mL ビーカーに水道水を入れ，この中で布にくるんだ試料をよくもみ，デンプンを水中にもみ出す(図 3.16)．
4) 布に残った繊維を捨てビーカーを静置してデンプンを沈殿させる．この時溶液の色の変化(着色)を観察する．
5) 上澄み液を捨て，再び水を加えてかきまぜ，静置してデンプンを沈殿させる．この操作を 3 〜

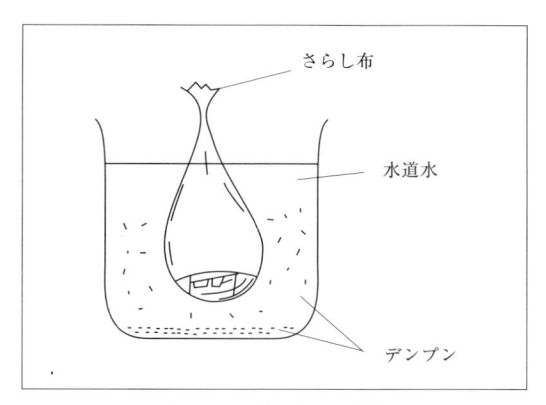

図 3.16 デンプンの分離

4 回繰り返す.
6) 最後に少量の純水を加えてかきまぜ，沪紙で沪過する.

米デンプン，トウモロコシデンプン
1) 白米またはトウモロコシ 10 g を乳鉢で荒く砕き，0.3％水酸化ナトリウム溶液を加えて粒子を膨潤させる.
2) 柔らかくなったら摩砕し，水を多量に加えてよくかきまぜ，静置する.
3) 前項の 5)〜6)と同様の操作でデンプンを得る.

小麦デンプン
1) 小麦粉 20 g に水 12 mL を加えてよく練り，約 30 分間静置する.
2) 布にくるんで水中へデンプンをもみ出す．このとき布に残るのがグルテンである.
3) 前々項の 5)〜6)の操作を行いデンプンを得る.

結　果
それぞれの材料に対して何％のデンプン(湿潤状態)が得られたか．また得られたデンプンの性状を記録しなさい．

設　問
1) 文献によるとそれぞれの材料中のデンプン含量は何％であるか．
2) ジャガイモを材料としたとき 4)で液が着色してくるが，この色はどんな反応によるものであるか．説明しなさい．

実験 2　デンプンの検鏡

各材料から分離したデンプン粒子を検鏡し，その大きさ，形などの特徴を比較する．またデンプン食品中のデンプン粒の存在状態を調べる．

試　薬
0.1 M ヨウ素ヨウ化カリウム溶液：ヨウ素 1 g を 15％ヨウ化カリウム溶液に溶解して 100 mL とする．

器　具

顕微鏡，スライドグラス，カバーグラス

操　作

1) デンプン粒を少量（小豆つぶ大）試験管にとり，水 5 mL を加え，懸濁液を作る．
2) 懸濁液を駒込ピペットで 1〜2 滴スライドグラスにとる．
3) 空気を入れないようにカバーグラスをかぶせてプレパラートを作成する．
4) 顕微鏡下で観察（100〜400 倍）しスケッチする．
5) ジャガイモ中のデンプン粒の存在状態を調べたいときは，生のジャガイモの組織をごく薄くカミソリの刃で切りとり，ヨウ素ヨウ化カリウム液にしばらくつけたのち検鏡しスケッチする．

結　果

分離したデンプンおよび組織中のデンプンの検鏡結果をスケッチする．顕微鏡の倍率も記録すること．

実験 3　デンプンの糊化とヨウ素デンプン反応

　デンプンは水を加えて加熱することにより糊化する．糊化したデンプンは X 線回折で，生デンプンが示すような明確な回折像は与えずにハローとなる．また糊化はデンプン食品の加熱調理や加工において重要な意義をもつ．

　分離したデンプンを用いて糊化温度の測定を行う．また糊化したデンプンを用いてヨウ素デンプン反応を行いデンプン分子の変化の様子を知る．

　ヨウ素デンプン反応はデンプン分子のらせん構造に由来するもので（図 3.17），加熱によりらせん構造を壊すことによりこの反応は解除される．

　デンプン分子中のアミロース，アミロペクチンはその鎖の単位長さの違いにより異なった色調を呈する．すなわちアミロースは濃青色を呈するが，アミロペクチンは分枝間の鎖長が短いため赤かっ色を呈する．ヨウ素デンプン反応を利用して，デンプン液をヨウ素を用いた酸化還元滴定の指示薬として用いることもある．ヨウ素と同様な反応でブタノールなどもデンプン分子のらせんに取り込まれる．この反応はアミロースとアミロペクチンの分離に利用されている．

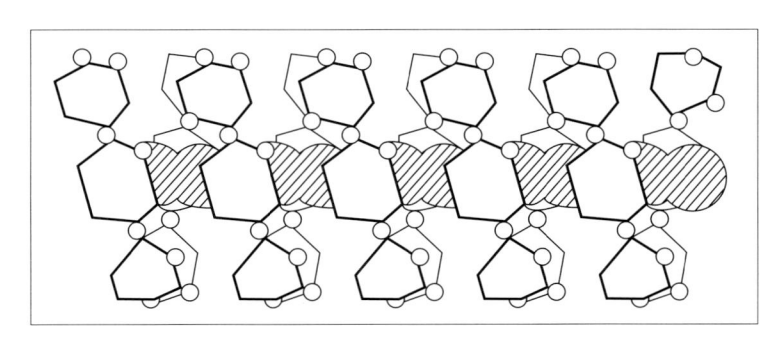

図 3.17　ヨウ素の入ったらせん状デンプン鎖の模型

実験3-a　デンプンの糊化

器具

試験管，500 mL ビーカー，温度計

操作

1) デンプンの 0.5〜1% 懸濁液 5 mL を試験管にとる（分離したデンプンを小豆大とり，5 mL の水を加える）．
2) 水を入れたビーカー中に試験管を入れ，温度計を用いて沈殿が底に沈まない程度にゆっくりかきまぜながら静かに加温する．このとき温度計を割らないよう注意する（図3.18）．

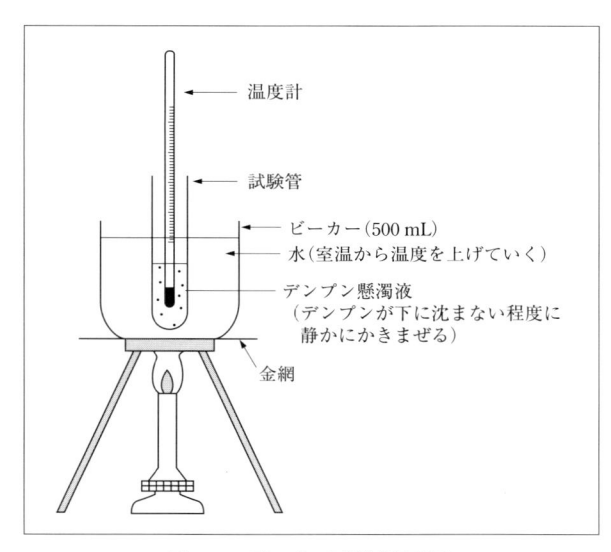

図3.18　デンプンの糊化温度測定

3) 溶液の変化を観察する．デンプン粒が膨潤溶解して液が濁りを呈さなくなった時の温度を読み取る．

実験3-b　ヨウ素デンプン反応

試薬

0.1 M ヨウ素ヨウ化カリウム溶液

操作

1) 糊化したデンプン溶液にヨウ素ヨウ化カリウム溶液を数滴滴下してガラス棒でよくまぜる．
2) 別に約 1% の生デンプン懸濁液 5 mL をとり，ヨウ素ヨウ化カリウム溶液を数滴加えふりまぜたのち，しばらく静置して1)と比較する．
3) 1)を沸騰湯浴中に入れ，しばらく加熱して色の変化を観察する．
4) 色が消失したら試験管を流水で冷やして，色の変化を観察する．

結　果
　　試料＿＿＿＿＿＿＿＿＿＿＿＿＿＿＿

　　糊化温度＿＿＿＿＿＿＿＿＿＿＿＿℃

　　生デンプンと糊化デンプンのヨウ素デンプン反応の違いを記録する．

_____

設　問
　　ヨウ素デンプン反応の操作3)で起こる呈色の変化はデンプン分子のどのような変化に基づくものと考えられるか．説明しなさい．

実験4　デンプンの加水分解

　デンプンは種々のデンプン分解酵素（アミラーゼ）または酸により加水分解され，ブドウ糖や麦芽糖，デキストリンなどを生成する．

　デンプン分解酵素はアミラーゼとよばれ，液化型アミラーゼと糖化型アミラーゼに大別される．液化型アミラーゼはαアミラーゼともよばれ，デンプン分子を不規則に分解して溶液の粘度を急速に低下させる．糖化型アミラーゼにはβアミラーゼとグルコアミラーゼがあり，それぞれデンプンから麦芽糖，ブドウ糖を主として生成する．これらのアミラーゼはそれぞれ目的に応じてデンプン工業で広く利用されている．

　デンプンは酸と加熱した場合も分解される．酸分解生成物も酸糖化あめなどとして利用されている．

　唾液アミラーゼ（αアミラーゼ）を用いてデンプン分子が分解されていく様子をヨウ素デンプン反応の呈色を利用して観察する．

　ヨウ素デンプン反応の色調はデンプン分子の鎖長により異なる．すなわち，重合度60以上で青色，40前後で青紫色，30前後で赤紫色，15〜20で赤色，10以下で無色となる．

試　料
　1％可溶性デンプン溶液：可溶性デンプン1gをとり，これに水約20 mLを加え懸濁させる．別に約60 mLの水を沸騰させておき，これに懸濁液を流し込むとデンプンは速かに溶解する．リン酸緩衝液（pH 6.6）4 mLを加え水で100 mLとする．

試　薬
　リン酸緩衝液（pH 6.6．付表2，p.133参照），0.01 Mヨウ素ヨウ化カリウム溶液

器　具
　試験管，恒温水そう

操　作
1) 唾液アミラーゼを調製する．水でうがいをしたのち脱脂綿の小片（2×2 cm）をかんで，唾液を十分にしみ込ませる．これを適当な容器にしぼりとり，水で3〜4倍に希釈する．
2) 1％可溶性デンプン溶液10 mLを試験管にとり，37℃の恒温水そう中で10分間予熱する．
3) 10〜15本の試験管に0.01 Mヨウ素ヨウ化カリウム溶液を1〜2滴ずつ入れておく．
4) 最初の試験管に1％デンプン溶液を数滴入れヨウ素デンプン反応が起こることを確かめておく．
5) 1％デンプン溶液に，1)で調製した唾液アミラーゼを0.5 mL入れよくかきまぜる．一定時間ご

と(1～2分)に数滴とり3)の試験管に入れる．これをヨウ素デンプン反応が消失するまで続ける．唾液のデンプン分解力の強さは個人により差があり，また同一人でも1日のうち時間により差がある．分解力の弱い場合は添加唾液アミラーゼ量を増加する．強すぎる場合は唾液アミラーゼをさらに希釈して新たにやり直す．

6) ヨウ素デンプン反応を呈さなくなったとき，反応液1 mLをとりフェーリング反応(p.46参照)を試みる．唾液アミラーゼ添加前のデンプン溶液のフェーリング反応の結果と比較する．

結　果

1) 色調の変化を記録しなさい．唾液希釈倍数，反応温度，反応時間なども同時に記録しなさい．

唾液アミラーゼの希釈倍率＿＿＿＿＿＿＿＿＿＿＿＿倍

反応温度(室内で良い)＿＿＿＿＿＿＿＿＿＿℃

アミラーゼによるデンプン分解

反応時間(分)						
ヨウ素デンプン反応の色調						

2) 唾液の採取者，採取時の状態，時間なども記録してほかと比較しなさい．

設　問

1) pH 6.6の緩衝液を使用する理由および37℃で反応を行う理由を述べなさい．
2) 色調の変化は何を表しているか，説明しなさい．

3.5　食物繊維

　食物繊維とは，「ヒトの消化酵素で消化されない食品中の難消化性成分の総体」と定義され，非デンプン性の多糖類およびリグニンを含む．炭水化物以外の成分も含むが，大部分は炭水化物であるので，本章で取り扱う．

　食物繊維の定量法は，いくつかの方法が提案されているが，Porskyが提案した酵素重量法が一般に(AOAC-AACC法として)用いられている．

　酵素重量法には，総食物繊維量(TDF)を求める方法(Porsky法)と食物繊維を水可溶性食物繊維と不溶性食物繊維とに分けて表記するPorsky変法(AOAC法)とがある．

　ここでは，Porsky法による総食物繊維定量法について述べる．Porsky変法は，試料の酵素処理の後，水可溶部分と不溶部分とに分けて，それぞれ繊維量を測定する点が異なる．

実験　酵素重量法(Porsky法)による総食物繊維定量(TDF)

　試料を緩衝液中で耐熱性のαアミラーゼ，プロテアーゼおよびアミログルコシダーゼで順次酵素処理し，デンプンやタンパク質を分解したのち，残渣(食物繊維)をエタノール，アセトンで順次洗浄し，乾燥後重量を測定してから，残余のタンパク質および灰分を差し引いて総食物繊維(total dietary fiber：TDF)量とする方法である．

試　料

水分および脂質含量の少ない試料はそのまま均一にして粉砕し，0.50 mm(32メッシュ)のふるいを通す．水分を多く含む食品は，あらかじめ乾燥して水分を除き(完全でなくてよい)粉砕して用いる．脂質の多い食品は，石油エーテルで脱脂処理を行って試料とする．このとき減少重量分は測定しておく必要がある．

試　薬

95％エタノール，78％エタノール(95％エタノールと水を4:1に混合)，アセトン，0.08 Mリン酸緩衝液(pH 6.0)

耐熱性αアミラーゼ，プロテアーゼ，アミログルコシダーゼ：食物繊維定量用キットが市販されている(Sigma TDF-100)．

0.275 M 水酸化ナトリウム溶液，0.325 M 塩酸，セライト

器具および装置

トールビーカー：500 mL容のもの

るつぼ型ガラスろ過器(2G2)：525℃で1時間加熱し，十分水洗して風乾する．セライト0.5 gを加えて130℃で1時間加熱したのち，デシケーター中で放冷し，秤量する．これを繰り返し恒量値(0.1 mgまで)を求めておく．

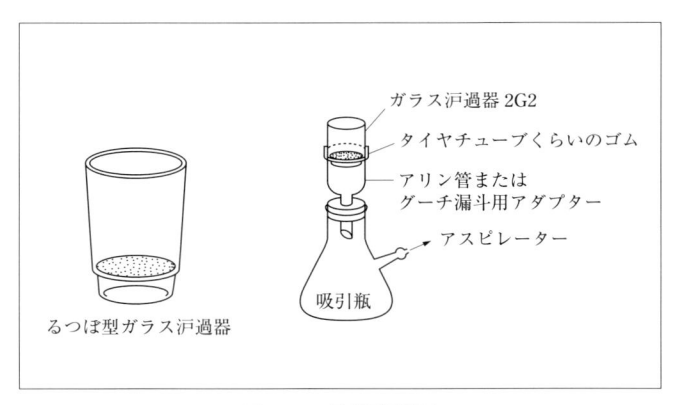

吸引ろ過装置(図3.19)，恒温水そう，電気乾燥器，電気炉，デシケーター(乾燥剤：シリカゲル)，pHメーター

図3.19　吸引ろ過装置

操　作

1) 試料1 gずつを2点(1，2)秤量し，それぞれ別のトールビーカーに入れる(このとき2点の重量差は20 mg以内とする)

酵素処理

2) 0.08 Mリン酸緩衝液(pH 6.0) 50 mLおよび耐熱性αアミラーゼ溶液0.1 mLを加えて，アルミ箔でふたをして沸騰湯浴中で30分間反応させる(5分ごとにビーカーをふりまぜる)．

3) 室温まで冷却後，0.275 M 水酸化ナトリウム溶液約 10 mL を加えて pH を 7.5 ± 1 とする．
4) プロテアーゼ溶液 0.1 mL を加え，アルミ箔でふたをして 60℃ で 30 分間時々ふりまぜながら反応させる．
5) 室温まで冷却したのち，0.325 M 塩酸約 10 mL を加え pH を 4.5 ± 2 にする．
6) アミログルコシダーゼ溶液 0.3 mL を加え，60℃ で 30 分間反応させる．

TDF の定量

7) 酵素処理溶液の体積を水で 70～80 mL に調整し，4 倍容の 95% エタノール (60℃) を加え，室温で 1 時間放置して食物繊維を沈殿させる．
8) るつぼ型ガラス濾過器 (78% エタノールで均一なセライト層を形成させておく) を用いて吸引濾過する．
9) 残渣を 78% エタノール 20 mL で 3 回，95% エタノール 10 mL で 2 回，さらに 10 mL アセトンで 2 回順次洗浄する．
10) ガラス濾過器ごと 105 ± 3℃ で 1 夜乾燥し，デシケーター中で 1 時間放冷したのち秤量する．

残渣中のタンパク質の定量

11) 一方のガラス濾過器中の繊維分をセライトとともに全量かきとり，ケルダール法により窒素含有量を測定する．
12) 得られた窒素量に 6.25 を乗じてタンパク質量を算出する．

残渣中の灰分の定量

13) もう一方のガラス濾過器はそのまま (繊維分とセライトを含んだまま) 525℃ ± 5℃ で 5 時間灰化処理し，デシケーター中で約 1 時間放冷したのち，秤量する．

試薬ブランク

14) 試料を含まない系でまったく同様に処理して，試薬ブランクの値 (r_1, r_2, p_1 および a_1) を求めておく．

計算

試料 1 の重量 (W_1) ＿＿＿＿＿＿ mg

試料 2 の重量 (W_2) ＿＿＿＿＿＿ mg

試料 1, 2 の平均値 (W_{12}) = ($W_1 + W_2$)/2 = ＿＿＿＿＿＿ mg

試料 1 の残渣 (R_1) ＿＿＿＿＿＿ mg

試料 2 の残渣 (R_2) ＿＿＿＿＿＿ mg

残渣の平均値 (R_{12}) = ($R_1 + R_2$)/2 = ＿＿＿＿＿＿ mg

試料 1 の残渣中のタンパク質 (P_1) ＿＿＿＿＿＿ mg

試料 2 の残渣中の灰分 (A_1) ＿＿＿＿＿＿ mg

試薬ブランク残渣の平均値 (r_{12}) = ($r_1 + r_2$)/2 = ＿＿＿＿＿＿ mg

試薬ブランク残渣中のタンパク質 (p_1) ＿＿＿＿＿＿ mg

試薬ブランク残渣中の灰分 (a_1) ＿＿＿＿＿＿ mg

試薬ブランク (B) = $r_{12} - (p_1 + a_1)$ ＿＿＿＿＿＿ mg

$$\mathrm{TDF}(\mathrm{g}/100\,\mathrm{g}) = \{R_{12} - (P_1 + A_1 + B)\}/W_{12} \times 100$$

注：水分を多く含む試料，脂質を多く含む試料の場合は，新鮮物あたりの重量を W_1，W_2 とする．

設　問

1）食品の炭水化物，繊維質，糖質および食物繊維の関係を述べなさい．

Chapter 4 脂　　質

脂質(lipid)は食品学，栄養学では次のように定義される成分である．
1) 水に不溶で，クロロホルム，エーテル，ベンゼンなどのいわゆる油脂溶剤に可溶である
2) 加水分解すると脂肪酸を遊離するもの
3) 生体に利用されるもの

脂質はほとんどすべての食品に含有されるが，特に脂質含有量の多いものからはこれを分離し食用油脂などとして利用している．食用油脂は，その物理的，化学的性状が調べられ，その値が品質や規格の基準として用いられている．

油脂はその性状により，**固体油脂**(脂：fat)と**液体油脂**(油：oil)に分類される．また乾性油，半乾性油，不乾性油，固体脂肪などと区別されることもある．油脂の起源により植物性油脂，動物性油脂に分けられる場合もある．

これらの油脂の性状の違いは，これを構成する脂肪酸類の化学的性質の違いによるものである．

脂質の化学成分による分類は一般に次のようになされている．
1) **単純脂質**：脂肪酸と各種アルコールのエステル(中性脂肪，ロウ)
2) **複合脂質**：脂肪酸とアルコールのほかにリン，窒素化合物などが結合したもの(リン脂質，糖脂質など)
3) **誘導脂質**：単純脂質，複合脂質の加水分解物，その他(脂肪酸，アルコール，ステロールなど)

4.1　油脂の定性反応

いくつかの定性反応を行って油脂の化学的性質を知る．

4.1.1 脂肪酸エステルの反応

油脂中の脂肪酸はアルコールとエステル結合をしていることを確かめる．

実験　ヒドロキサム酸法

カルボン酸のエステル，アミド，塩化物，無水物などにアルカリ性下でヒドロキシアミンを作用させるとヒドロキサム酸が生成する．これを酸性にして塩化鉄(Ⅲ)を加えると錯塩を作って赤紫色を呈する．

$$RCO \cdot OR' + NH_2OH \xrightarrow{\text{アルカリ性}} RCO \cdot NHOH + R'OH$$

$$\text{3 RCO(NHOH)} + \text{FeCl}_3 \xrightarrow{\text{酸 性}} \text{3 HCl} + \text{Fe[RCO(NHO)]}_3$$

試　料

油脂，酢酸エチル

試　薬

塩酸ヒドロキシアミンエタノール飽和溶液，1 M 水酸化ナトリウムエタノール溶液，0.5 M 塩酸エタノール溶液，1％塩化鉄（Ⅲ）溶液

操　作

1）油脂および酢酸エチルをそれぞれ別の試験管に数滴ずつとる．
2）塩酸ヒドロキシアミンエタノール溶液を数滴加えてよく混合し，さらに 1 M 水酸化ナトリウムエタノール溶液を数滴加えてアルカリ性とし，小火炎上で加熱する．
3）0.5 M 塩酸エタノール溶液を加え酸性にする．
4）1％塩化鉄（Ⅲ）溶液を数滴加えて着色を見る．

結　果

エステル化合物である酢酸エチルと油脂の結果（呈色）を比較し，油脂がエステル化合物であることを確認する．

4.1.2 不飽和脂肪酸の反応

　油脂を構成する脂肪酸には飽和脂肪酸と不飽和脂肪酸がある．一般に動物油脂に比べて植物油脂は不飽和脂肪酸の割合いが高い．ただし魚油（イワシ油など）には高度不飽和脂肪酸が多く含まれている．不飽和脂肪酸が二重結合の部分でハロゲン化ヨウ素（ICl または IBr）を吸収しヨウ素の色を退色させる反応を飽和脂肪酸の場合と比較する．

実験　不飽和脂肪酸の検出

試　料

飽和脂肪酸：ステアリン酸など，不飽和脂肪酸：リノレン酸やアラキドン酸など，植物油脂：大豆油やなたね油など，動物油脂：ラードなど

試　薬

クロロホルム，ウィス試薬：ハロゲン化ヨウ素液．ヨウ素価の項（p.68）参照

操　作

1）試験管に，飽和脂肪酸，不飽和脂肪酸，植物油，動物油脂を約 0.5 g ずつとる．
2）各試験管にクロロホルム 2 mL を入れ，よくふって油脂を溶解する．
3）ウィス試薬 3 滴を加えて混合したのち，30 分～1 時間放置してヨウ素の退色の様子を観察する．

結　果

ハロゲン化ヨウ素液を入れ放置したときの各油脂類でのヨウ素の色の違いを比較検討しなさい．

4.1.3 ステロールの反応

　油脂をアルカリでけん化した際，けん化されずに残る物質を不けん化物という(p.71，4.2.1 項参照)．ステロール類は不けん化物の代表的な物質で水に不溶であるがエーテル，アルコールなどには可溶である．植物体中にはエルゴステロール(プロビタミン D_2，図 4.1)など，動物体中にはコレステロールなどが含まれている．

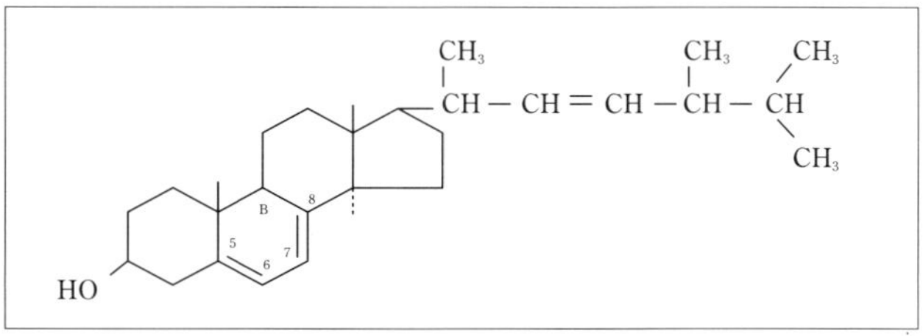

図 4.1　エルゴステロール

実験 1　リーベルマン・ブルヒアルト(Lieberman-Burchard)反応

試　料

　コレステロール，ステロール類を含む油脂(バター，ラード，ヘットなど)

試　薬

　クロロホルム，無水酢酸，濃硫酸

操　作

1) できるだけ少量のコレステロールおよびステロール類を含む油脂 0.5 mL を別々の試験管にとり，クロロホルム 2 mL を加えてよく溶かす．
2) 無水酢酸 2 mL を加えてよくふる．
3) 濃硫酸を滴下すると紅→紫→青→青緑色と変化する．ステロールが多いと反応が速く進みすぎるので途中の色の変化を見落とすことがあるので注意を要する．

実験 2　ザルコフスキー(Salkowski)反応

試　料

　コレステロール，ステロール類を含む油脂(バター，ラード，ヘットなど)

試　薬

　クロロホルム，濃硫酸

器　具

　紫外線照射器(図 4.2)

操　作

1) 試験管に少量のコレステロールおよびステロールを含む油脂をとり，クロロホルム 2 mL に溶解する．

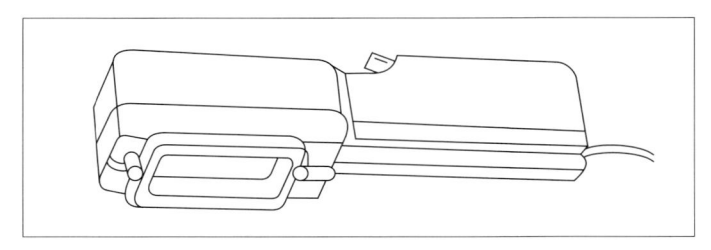

図 4.2 紫外線照射器

2) 濃硫酸 2 mL を試験管壁に沿って静かに加え 2 層を形成させる．各層の色の変化を見る．
3) 試験管をふりまぜ下層の硫酸層の蛍光を観察する．暗所で紫外線を当てると強い緑色の蛍光が見える．

実験3　ジギトニン沈殿反応

ステロールとジギトニンを反応させると難溶性のジギトニドが生成する．この反応はステロールの分離，精製，定量などに用いられる．エステルとなっているステロールとは反応しない．

試　料

コレステロール，ステロール類を含む油脂(バター，ラード，ヘットなど)

試　薬

アセトン・エタノール混液(1：1)，1％ジギトニン—80％エタノール溶液

操　作

1) 試験管に少量のステロールまたはステロール類を含む油脂をとりアセトン・エタノール混液 2 mL を加えて溶解する．
2) 1％ジギトニンエタノール溶液を加え混和したのち加熱する．
3) 放冷後エーテルを加えるとステロールのジギトニドが沈殿する．

結　果

それぞれの反応について試料，反応する油脂中の成分，実験結果などを記録しなさい．

4.2　油脂の化学試験

油脂類は融点，凝固点，曇点，比重，屈折率，色調，粘度，発煙点などの物理的性質について測定がなされ，その値が加工や品質管理の面において利用されている．またけん化価，ヨウ素価，酸価，過酸化物価，TBA 価(チオバルビツール酸価)などの化学的諸性質に対する試験も実施され，その結果は油脂の品質を知るための指標として用いられている．

化学試験のうちけん化価およびヨウ素価は一定の基準にまで精製された同種の油脂ではほぼ一定の値を示すので化学的特数ということがある．一方，酸価，過酸化物価，TBA 価などは変数といい，油脂の酸敗や変敗の度合いを表す指標として用いられる．

表 4.1 に日本農林規格(JAS)による各種油脂類の規格の一部を示す．

表 4.1 油脂の規格

油　脂	酸　価	けん化価	ヨウ素価	不けん化物
植物油脂（精製油*）				
サフラワー油	0.20 以下	186 〜 194	140 〜 150	1.0%以下
大豆油	〃	188 〜 195	123 〜 142	〃
ヒマワリ油	〃	188 〜 194	120 〜 142	1.5%以下
トウモロコシ油	〃	187 〜 195	103 〜 130	〃
綿実油	0.50 以下	190 〜 197	102 〜 120	〃
ゴマ油	4.0 以下	186 〜 195	103 〜 118	2.5%以下
菜種油	2.0 以下	169 〜 182	95 〜 114	1.5%以下
米油	0.5 以下	180 〜 195	92 〜 115	5.0%以下
オリーブ油	2.0 以下	184 〜 196	75 〜 94	1.5%以下
ヤシ油	0.20 以下	246 〜 264	7 〜 11	1.0%以下
動物油脂				
牛脂		190 〜 202	25 〜 60	0.1 〜 0.3%
牛乳脂肪		210 〜 245	25 〜 47	0.3 〜 0.5%
豚脂		193 〜 202	46 〜 70	0.1 〜 0.4%
人乳脂肪		205 〜 209	36 〜 47	
イワシ油	0.6 〜 13.5	188 〜 205	163 〜 195	0.6 〜 2.4%
タラ肝油	0.4 〜 15.5	175 〜 191	143 〜 205	0.6 〜 4.5%
ナガス鯨油	0.8 〜 1.7	191 〜 197	113 〜 120	1.0 〜 1.8%

＊1　植物油脂については食用精製油の日本農林規格を示している．

4.2.1 化学的特数

実験 1　けん化価（SV）

　油脂をアルコール溶液中でアルカリと加熱すると，グリセリンなどのアルコールと脂肪酸に加水分解される．この加水分解反応をけん化という．けん化により生じた脂肪酸はアルカリと反応してセッケンとなる．けん化されずに残る成分を不けん化物（unsaponifiable matter）という．

　けん化価（saponification value）は油脂 1 g をけん化して生じる脂肪酸を中和するに要する水酸化カリウム（KOH）の mg 数である．この値は油脂を構成する脂肪酸の分子の大きさ（平均分子量）を表す．

$$\begin{array}{c} H_2CO \cdot COR \\ | \\ HCO \cdot COR' \\ | \\ H_2CO \cdot COR'' \end{array} \xrightarrow[(KOH)]{+3H_2O} \begin{array}{c} H_2C-OH \\ | \\ HC-OH \\ | \\ H_2C-OH \end{array} + \begin{array}{c} R-COOH \\ R'-COOH \\ R''-COOH \end{array} \xrightarrow{+3KOH} \begin{array}{c} R-COOK \\ R'-COOK \\ R''-COOK \end{array}$$

　　　脂　肪　　　　　　　グリセリン　　　　脂肪酸　　　　　　セッケン

試　料

　表 4.1 に示す油脂のうちいくつかを試料とする．

試　薬

　0.5 M 水酸化カリウムエタノール溶液：水酸化カリウム 32 g を少量の水に溶解し，エタノールを加えて 1 L とする．不溶物があるときはこれを沪過して除く．

　0.5 M 塩酸：力価を測定しておく．

チモールフタレイン溶液：チモールフタレイン 1 g を 95%エタノールに溶解し 100 mL とする．

器　具

100 mL 三角フラスコ，25 mL ホールピペット，還流冷却器，湯浴，ビュレット

操　作

1) 試料 1.5〜2.0 g を正確に秤量し，100 mL 三角フラスコにとる．
2) 0.5 M 水酸化カリウムエタノール溶液 25 mL をホールピペットを用いて加える．
3) 還流冷却器を付し，湯浴上で 30 分間加熱する（p.55，図 3.12 参照）．
4) 冷却したのち還流冷却器をはずし，チモールフタレイン指示薬を数滴加えて 0.5 M 塩酸で滴定する．
5) 空試験として試料を入れずに試薬のみをとり，上と同じ操作を行う．

結果および計算

試料＿＿＿＿＿＿＿＿＿＿

試料採取量（s）＿＿＿＿＿＿＿＿＿＿ g

空試験の 0.5 M 塩酸の滴定値（a）＿＿＿＿＿＿＿＿＿＿ mL

本試験の 0.5 M 塩酸の滴定値（b）＿＿＿＿＿＿＿＿＿＿ mL

$$けん化価（SV）= \frac{(a-b) \times f \times 28.05}{s}$$

f：0.5 M 塩酸の力価

28.05：0.5 M 塩酸 1 mL に相当する水酸化カリウムの量（mg）

設　問

1) けん化価算出に用いた係数 28.05 の算出の根拠を示しなさい．
2) 得られた値を JAS 規格の表と比較し，考察しなさい．

実験 2　ヨウ素価（IV）

ヨウ素価（iodine value）は試料 100 g に対し反応するハロゲン化ヨウ素（IBr または ICl）の量をヨウ素（I_2）の g 数で表した価である．この値は油脂を構成する脂肪酸の不飽和度を表す．ヨウ素価 120 以上の油脂は空気中で酸化され乾燥皮膜を作りやすいので乾性油という．90〜120 を半乾性油，90 以下を不乾性油として区別している．

試験は一定量の油脂にハロゲン化ヨウ素を作用させ，過剰のハロゲン化ヨウ素をヨウ素に変えチオ硫酸ナトリウムで滴定し，油脂に吸収されたハロゲン化ヨウ素量をヨウ素量として表す．

$$CH_3-CH_2\cdots CH=CH\cdots CO\cdot R + ICl \longrightarrow CH_3-CH_2\cdots \underset{Cl}{CH}-\underset{I}{CH}\cdots CO\cdot R$$

$$ICl + KI \longrightarrow KCl + I_2$$

$$I_2 + 2Na_2S_2O_3 \longrightarrow 2NaI + Na_2S_4O_6$$

試　料

表 4.1 に示す油脂のうちいくつかを試料とする．

試　薬

クロロホルム：水および不純物を含んでいてはならない．

ウィス試薬：三塩化ヨウ素(ICl_3)7.9 g とヨウ素(I_2)8.7 g を別のフラスコにとり，それぞれに酢酸（特級）を加えて溶解したのち両者を混合し，酢酸で 1 L とする．

10％ヨウ化カリウム溶液．

1％デンプン溶液：p.108 参照．

0.1 M チオ硫酸ナトリウム溶液：チオ硫酸ナトリウム($Na_2S_2O_3 \cdot 5H_2O$)25 g を水に溶解して 1 L とする．次の方法で力価を測定しておく．なおチオ硫酸ナトリウム溶液の力価は保存中に変化しやすいから，作製後数日おいて検定し，検定後はなるべく早く使用するようにする．

300 mL 容三角フラスコに 10％ヨウ化カリウム溶液 10 mL，濃硫酸 5 mL を加えてよく混合し，さらに 0.0167 M 重クロム酸カリウム標準溶液（あらかじめ 110℃ で 3 時間乾燥した特級 $K_2Cr_2O_7$ 4.9035 g を水に溶解し 1 L とする）25 mL をホールピペットで正確に加える．水 100 mL を加えてから 0.1 M チオ硫酸ナトリウム溶液で滴定する．液が淡黄色になったらデンプン溶液 1 mL を加え，続けて滴定し青紫色のヨウ素デンプン反応の色が消える点を終点とする．重クロム酸カリウム溶液の代わりに水を用いて同様に空試験を行う．

$$0.1 \text{ M チオ硫酸ナトリウム溶液の力価} = \frac{25}{a-b}$$

a：本試験のチオ硫酸ナトリウム溶液の滴定値(mL)
b：空試験のチオ硫酸ナトリウム溶液の滴定値(mL)

器　具

小ビーカー(50 mL 程度)，300 mL 三角フラスコ，25 mL ホールピペット，安全ピペッター，ビュレット

操　作

1) 試料(固体脂肪 0.8 ～ 1.0 g，不乾性油 0.3 ～ 0.4 g，半乾性油 0.2 ～ 0.3 g，乾性油 0.15 ～ 0.18 g)を小ビーカー(50 mL 程度)にとり，秤量する．

2) クロロホルム 10 mL を数回に分けて用い，300 mL 容三角フラスコに移し込む．

3) これにウィス試薬 25 mL を安全ピペッター(図 4.3)を用いてホールピペットで加え，静かにふりまぜて暗所に放置する．放置時間は固体脂肪および不乾性油 30 分，半乾性油 1 時間，乾性油 2 時間を標準とする．

4) 反応終了後，ヨウ化カリウム溶液 20 mL と水 70 mL を加え，0.1 M チオ硫酸ナトリウム溶液で滴定する(図 4.4)．液が淡黄色になったらいったん滴定をやめ，1％デンプン溶液 1 mL を加えて青色が消失するまでさらに滴定を続ける．

水層の青色が消失後，下層のクロロホルム層にピンク色の着色が残らないように，滴定の途中で溶液をよくふりまぜながら滴定する．青色が消失後，下層のクロロホルム層が着色しヨウ素が残っている場合はよくふりまぜ，ヨウ素を水層に移して滴定する．

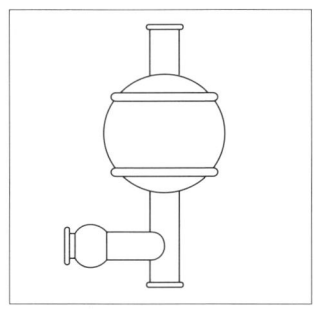

図 4.3　安全ピペッター

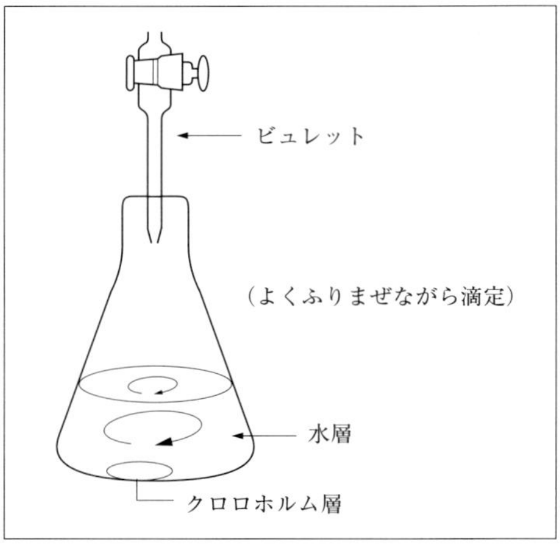

図 4.4　ヨウ素価の滴定

5) 空試験として試料を入れないでまったく同様の操作を行う．

結果および計算

試料＿＿＿＿＿＿＿＿＿＿＿＿＿＿

試料採取量(s)＿＿＿＿＿＿＿＿＿＿＿＿＿＿ g

空試験の 0.1 M チオ硫酸ナトリウム溶液の滴定値(a)＿＿＿＿＿＿＿＿＿＿＿＿mL

本試験の 0.1 M チオ硫酸ナトリウム溶液の滴定値(b)＿＿＿＿＿＿＿＿＿＿＿＿mL

0.1 M チオ硫酸ナトリウム溶液の力価(f)＿＿＿＿＿＿＿＿＿＿

$$ヨウ素価(IV) = \frac{(a-b) \times f \times 0.01269}{s} \times 100$$

0.01269：0.1 M チオ硫酸ナトリウム溶液($f = 1.000$) 1 mL に相当するヨウ素量(g)

設　問

1) 硬化油とその原料油とではどちらがヨウ素価の値は大きいか．またその理由を説明しなさい．
2) 得られた値を JAS 規格(p.71，表 4.1)と比較し，考察しなさい．

4.2.2　化学的変数(油脂の変敗試験)

　油脂は保存中に空気中の酸素などにより酸化されて変質する．変質には水，熱，光，酵素，金属などが影響を与える．すなわち加熱により酸化重合したり，微生物や食品の酵素(ペルオキシダーゼなど)により酸化変質する．これらの油脂の変質を一般に変敗または油敗などとよんでいる．油脂は変質することにより異臭を生じたり，栄養価の低下を引き起こすなど食品に好ましくない変化を与える．このような点から油脂食品においては，貯蔵中あるいは加工調理における変質の度合いを知ることは重要となる．

　変質の度合いを知る手がかりとなる化学的試験法としては，定性的にはクライステスト，過酸化物検出法があり，定量的には酸価，ライヘルトマイスル価，過酸化物価，TBA 価(チオバルビツール酸価)などの測定法がある．

A 変敗の定性的試験

実験 1　クライステスト

クライステスト(Kreis test)は油脂の酸敗によって生じる特殊な物質，たとえばエピドリンアルデヒドなどの存在に基づくものとされている．フロログルシンを用いて赤色の発色を見るが，フロログルシンの代わりにレゾルシンのベンゼン飽和溶液を用いると濃赤紫色を呈する．

試　料
いくつかの新鮮な油脂を用意する．またこれらをあらかじめ200℃，5時間程度加熱し，未加熱のものと比較するとよい．加熱する代わりに実際に揚げものなどに用いたものを使用してもよい．

試　薬
濃塩酸：比重1.19(37.23%)のものを用いる．1%フロログルシン・エーテル溶液または石油ベンジン溶液

操　作
1) 同種の新しい油脂，古い油脂(処理した油脂)をそれぞれ2mLずつ別の試験管にとり，濃塩酸2mLを加えてよくふりまぜる．
2) フロログルシンエーテル溶液2mLを加え，さらによくふったのち放置する．
3) 塩酸層の着色の度合いを比較する．油脂が変敗していると塩酸層は赤色を呈する．

実験 2　過酸化物検出法

油脂中に生じた過酸化物がヨウ化カリウムからヨウ素を遊離させる反応を利用して変敗の度合いを知る．

$$-\mathrm{CH-CH=CH-} + 2\mathrm{KI} \longrightarrow -\mathrm{CH-CH=CH-} + \mathrm{I_2} + \mathrm{K_2O}$$
$$\quad\;\,|\qquad\qquad\qquad\qquad\qquad\quad\;\,|$$
$$\;\mathrm{OOH}\qquad\qquad\qquad\qquad\quad\;\;\mathrm{OH}$$

試　料
クライステストの項と同じように調製した新しい油脂と古い油脂

試　薬
クロロホルム，酢酸(特級)，ヨウ化カリウム飽和溶液，1%デンプン溶液

操　作
1) 同種の新しい油脂，古い油脂(処理した油脂)をそれぞれ3滴ずつ別々の試験管にとり，クロロホルム1mLを加えて溶解する．
2) 各試験管に酢酸0.5mLを加えてふりまぜ，ヨウ化カリウム飽和溶液0.5mLを加えてさらによくふる．
3) 水2mLを加えてよくふり，生じたヨウ素(I_2)を水に移行させる．
4) 1%デンプン溶液を10滴加えてよくふり，水層の呈色度を比較する．

結　果

新しい油脂と古い油脂の試験結果を比較しなさい．

	試　料	クライステストの結果	過酸化物検出法の結果
新しい油			
古い油			

設　問

1) 固体の油脂と液体の油脂を同じ条件下で加熱した場合，どちらがより変質しやすいと考えられるか．またその理由を説明しなさい．

B　化学的変数の測定

実験 1　酸価(AV)

　酸価(acid value)は油脂 1 g に含まれている遊離脂肪酸を中和するに要する水酸化カリウム(KOH)の mg 数で表される．精製食用油脂では一般に 0.3 以下が普通である．

試　料

　クライステストの項(p.75)を参考にして新しい油脂と古い油脂(処理した油脂)を調製する．精製度の低い油脂(粗製油)と高い油脂(精製油)を用いると差がはっきりする．

試　薬

ベンゼン・アルコール(1：1 または 2：1)混液，あるいはエーテル・エタノール(1：1 または 2：1)混液：使用前に水酸化カリウム溶液で中和しておく．

1%フェノールフタレインアルコール溶液．

0.1 M 水酸化カリウムエタノール溶液：KOH 6.4 g をビーカーに秤り取り，少量の水に溶解したのち 95%エタノールを加えて 1 L とする．4〜5 時間放置したのち沪過し，力価を測定しておく．

力価測定：100 mL 容三角フラスコに安息香酸(特級 C_6H_5COOH)0.2〜0.3 g を正確に秤り取り，これにエーテル・エタノール混液 10 mL を加えて溶解し，フェノールフタレインを 2〜3 滴加えて 0.1 M 水酸化カリウムエタノール溶液で滴定する．

$$0.1\,\text{M水酸化カリウムエタノール溶液の力価}(f) = \frac{\text{安息香酸採取量(g)}}{122 \times \text{水酸化カリウム滴定値(mL)}} \times 10{,}000$$

器　具

200〜300 mL 容三角フラスコ，メスシリンダー，ビュレット，小ビーカー(50 mL 程度)

操　作

1) 試料 5〜10 g を小ビーカー(50 mL 程度)に正確に秤り取る．
2) エーテル・エタノール混液 100 mL を用いて 200〜300 mL 容三角フラスコに移し入れる．
3) フェノールフタレイン指示薬数滴を加え，0.1 M 水酸化カリウムエタノール溶液で滴定する．終点は赤桃色が 30 秒続いたときとする．

結果および計算

試料：種類＿＿＿＿＿＿＿＿＿＿＿＿＿＿
　　　処理条件＿＿＿＿＿＿＿＿＿＿＿＿
試料採取量(s)＿＿＿＿＿＿＿＿＿＿＿g
0.1 M 水酸化カリウム溶液の滴定値(a)＿＿＿＿＿＿＿＿＿＿mL
0.1 M 水酸化カリウム溶液の力価(f)＿＿＿＿＿＿＿＿＿＿
0.1 M 水酸化カリウム溶液(f = 1.000) 1 mL 中の水酸化カリウム量　56.11 mg

$$酸価(AV) = \frac{56.11 \times a \times f \times 1/10}{s}$$

設問

1) 酸価が大きくなる原因について述べなさい．

実験2　過酸化物価(PoV)

　過酸化物価(peroxide value)は試料 1 kg 中に含まれる過酸化物の mg 当量で表す．脂質にヨウ化カリウムを加え，遊離するヨウ素をチオ硫酸ナトリウムで滴定して求める．この値は脂質の初期段階における酸敗度を示す．

$$-CH_2-\underset{OOH}{CH}-CH=CH- + 2\,KI \longrightarrow -CH_2-\underset{OH}{CH}-CH=CH- + I_2 + K_2O$$

$$I_2 + 2\,Na_2S_2O_3 \longrightarrow 2\,NaI + Na_2S_4O_6$$

試料

クライステストの項(p.75)を参考にして新しい油脂と古い油脂(処理したもの)を調製する．

試薬

酢酸(特級)，クロロホルム，ヨウ化カリウム飽和溶液，1%デンプン溶液

0.01 M チオ硫酸ナトリウム溶液：$Na_2S_2O_3 \cdot 5\,H_2O$ 2.5 g を水に溶解し，1 L とする．この溶液の力価をヨウ素価の項(p.72)に準じて標定する．

器具

200 ～ 300 mL 容三角フラスコ，ビュレット，小ビーカー(50 mL 程度)

操作

1) 試料 1.2 g を小ビーカー(50 mL 程度)に正確に秤り取る．
2) クロロホルム 10 mL を用いて，300 mL 容三角フラスコに洗い込む．さらに酢酸 15 mL を加えて混合する．
3) ヨウ化カリウム飽和溶液 1 mL を加え激しく 1 分間ふりまぜる(還流冷却管をつけて 3 分間正確に煮沸してもよい)．
4) 水 50 mL を加え，さらにデンプン溶液 1 mL を加えて再び 1 分間激しくふりまぜる．
5) 0.01 M チオ硫酸ナトリウム溶液で無色になるまで滴定する．
6) 試料の代わりに水を用いて同様の操作で空試験を行う．

結果および計算

試料＿＿＿＿＿＿＿＿＿＿＿＿＿＿＿

試料採取量(s)＿＿＿＿＿＿＿＿＿＿＿＿g

本試験の 0.01 M チオ硫酸ナトリウム溶液の滴定値(a)＿＿＿＿＿＿＿＿＿＿mL

空試験の 0.01 M チオ硫酸ナトリウム溶液の滴定値(b)＿＿＿＿＿＿＿＿＿＿mL

チオ硫酸ナトリウム溶液の力価(f)

0.01 M チオ硫酸ナトリウム溶液(f = 1.000) 1 mL に相当する過酸化物の mg 当量(c) 0.01

$$過酸化物価(PoV) = \frac{(a-b) \times f}{s} \times c \times 1000$$

設　問

1) 0.01 M チオ硫酸ナトリウム溶液(f = 1.000) 1 mL に相当する過酸化物の mg 当量，0.01 の算出根拠を示しなさい．

実験3　チオバルビツール酸価(TBAV)

チオバルビツール酸価(thiobarbituric acid value)は油脂酸化の後半に上昇する値で，油脂の酸化度，品質管理，酸化に対する尺度として用いられる．

値は油脂 3 g 中，酸敗により生成したアルデヒドと TBA 試薬との反応生成物(赤色色素)の 530 nm における吸光度，あるいはこれを 100 倍した値として表される．

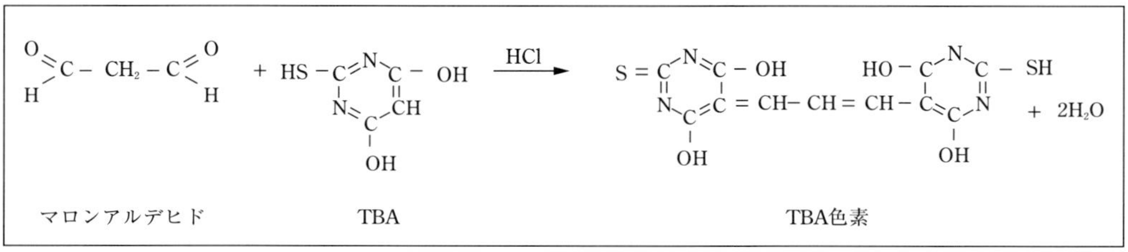

図 4.5　TBA 色素の生成反応

試　料

クライステストの項(p.75)を参考にして新しい油脂と古い油脂(処理したもの)を調製する．

試　薬

ベンゼン，酢酸(特級)

TBA 試薬：特級チオバルビツール酸(2-thiobarbituric acid) 0.67 g に水を加えて湯浴上で加熱溶解したのち 100 mL とする．これに酢酸 200 mL を加える．本試薬は使用のたびごとに調製する．

器　具

50 mL 容ビーカー，分液漏斗，試験管，分光光度計

操　作

1) 50 mL 容ビーカーに試料 3 g を正確に秤り取る．
2) 10 mL のベンゼンを用いて分液漏斗(p.80)に定量的に移し入れる．

3) TBA 試薬を 10 mL 加え，密栓して 4 分間激しくふりまぜる．静置して液を 2 層に分離させる．
4) 水層を試験管にとり沸騰湯浴中で 30 分間加熱する．
5) 室温まで冷却した後，530 nm の波長を用いて比色する．水を対照として吸光度($-\log T$)を読む．
6) 試料の代わりに水を用いて同様の操作で空試験を行い吸光度を読む．

結 果

試料＿＿＿＿＿＿＿＿＿＿＿＿＿＿

試料採取量＿＿＿＿＿＿＿＿＿＿＿＿g

本試験の吸光度(a)＿＿＿＿＿＿＿＿＿＿＿

空試験の吸光度(b)＿＿＿＿＿＿＿＿＿＿＿

$$\text{TBA 価} = (a - b) \times 100$$

4.3 牛乳からの脂肪の分離

　牛乳中には脂肪分が 3〜5％含まれ，乳脂肪とよばれている．乳脂肪の含量は牛乳および乳製品の品質を表す指標として用いられている(p.116 参照)．脂肪は牛乳中では脂肪球として存在しているが，脂肪球は同じく牛乳中に含まれるタンパク質(カゼインなど)におおわれ，安定なエマルジョンとなっている．

　乳脂肪は味，香りなどが優れているのでクリームやバターの原料に用いられる．工業的には原料乳をクリーム分離機で分離するが，市販の牛乳は，チャーニングなどにより脂肪球の細分化を行っているので脂肪は分離しにくい．

実験　試薬を用いる脂肪の分離

本実験はエーテルを使用するので火気は厳禁とする．

試 料
　牛乳(市販の牛乳)

試 薬
　5％酢酸，BCG 試験紙，メタノール，エーテル・メタノール(4:1)混液，無水硫酸ナトリウム(固体)

器 具
　300 mL，500 mL ビーカー，さらし布，メスシリンダー，分液漏斗

操 作
1) 牛乳 50 mL を量り取り 300 mL 容ビーカーに入れ，水 150 mL を加えてかきまぜる．
2) ガラス棒でよくかきまぜながら 5％酢酸を滴下し，BCG 試験紙を用いて pH を 4.5 に調整する．多量のカゼインと脂肪の混合物が沈殿する．
3) 500 mL 容ビーカーにさらし布を四重にしてのせ，これに沈殿を注ぎ沪過する．液が落ちなくなったら布を圧さくして液を除く．
4) 布上の沈殿物をビーカーに移し，これにメタノール 20 mL を加えて，ガラス棒で沈殿をほぐす

ようによくかきまぜてしばらく放置し，上澄み液を沪紙を用いて沪過する．残渣にさらに20 mLのメタノールを加えて沪過し，沈殿中の水分を除く．

5) 沪紙上の沈殿をビーカーに戻し，エーテル・メタノール混液50 mLを加えてよくかきまぜ，しばらく放置して脂肪を抽出する．このときビーカーの上はノートなどでふたをしておく．

6) 沈殿をビーカーに残したまま上澄み液を乾いた沪紙を用いて沪過する．残渣にエーテル・メタノール混液20 mLを加えて再抽出を2回繰り返す．沪液は集めて分液漏斗(図4.6)に入れる．

7) 15 mLの水を加えてふりまぜ，メタノールを水に移行させる．このとき液の分離が悪い場合は食塩などを加えると分離しやすくなる．下層の水を捨て，さらに15 mLの水で2回メタノールを抽出する．

8) エーテル層をビーカーに移し，無水硫酸ナトリウムを加えて水分を除く．

9) 乾いた小ビーカーに脂肪のエーテル溶液をそのままかたむけて(デカンテーション)で移す．60～80℃の温浴中でエーテルの匂いがなくなるまで加温する(火気に注意)．

10) 香り，性状などを記録したのち，一部をとり脂肪の定性反応(p.67)を行ってみる．

11) また一部を試験管にとり少量の水を加えてふり，水と混ざらないことを確かめてから，別に分離したカゼイン(p.82参照)を少量加えて再びよくふり，脂肪がこんどは分離しないことを確かめる．

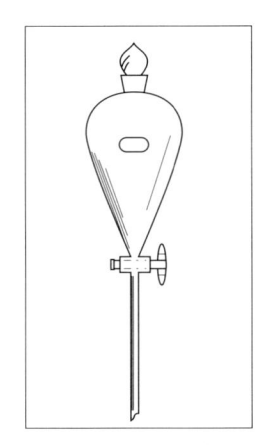

図4.6 分液漏斗

結　果

　試料＿＿＿＿＿＿＿＿＿＿＿＿＿＿

　乳脂肪の性状(香り，色など)および定性試験の結果＿＿＿＿＿＿＿＿＿＿＿＿＿＿

　カゼインによる乳化試験の結果＿＿＿＿＿＿＿＿＿＿＿＿＿＿

設　問

1) 操作中でメタノールを用いる理由，およびメタノールを除去する理由を述べなさい．

Chapter 5 タンパク質およびアミノ酸

　タンパク質（protein）は自然界には卵白，血液，筋肉，毛髪などに種々の形態で存在しており，また酵素，抗体，ホルモンなど，生理学的に重要な働きをもつものが多い．これらの働きはタンパク質の構造と密接な関係がある．

　タンパク質の構造は一次構造，二次構造，三次構造，四次構造で説明されている．

　一次構造はアミノ酸（amino acid）のペプチド結合によるもの（アミノ酸配列）であり，およそ20種のアミノ酸が数個から2,000あるいはそれ以上結合したものである（図5.1）．

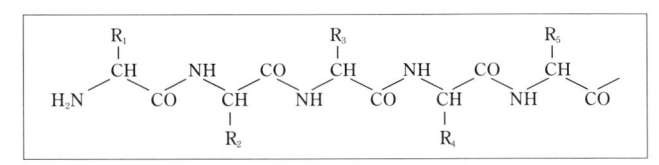

図5.1　タンパク質の一次構造（ペプチド結合）

　二次構造および三次構造はタンパク質の立体構造に基づくもので，二次構造は規則正しい構造の α ヘリックスや β 構造をさし，三次構造はこれら二次構造を含めて，さらに複雑にジスルフィド結合（S－S結合）や水素結合，塩結合，ファンデルワールス結合によって立体的になったものである．四次構造は，複数のタンパク質分子が非共有結合によって会合したものである．

　これらの構造が何らかの原因によって変化することをタンパク質の変性といい，生理活性をもったタンパク質はその活性を失う．さらに構造変化によりタンパク質分子は水との親和性を減じ，タンパク質分子どうしが凝集し沈殿することが多い．

　タンパク質は同一分子内に正・負の電荷をもつ両性電解質で，溶液のpHによってその状態が変化する．正および負の電荷が等しくなった時のpHを等電点といい，塩基性アミノ酸に富むタンパク質ほどその等電点の値は高く，逆に酸性アミノ酸に富むタンパク質の値は低い．等電点でタンパク質は沈殿する．各タンパク質はそれぞれ特有の等電点を有しているので（表5.1），等電点沈殿はタンパク質の分離，精製によく利用されている．

表5.1　タンパク質の等電点

タンパク質	等電点（pH）
ペプシン	＜ 1.0
卵アルブミン	4.9
ミオグロビン	7.0
キモトリプシン	9.4
リゾチーム	11.1

タンパク質を酸，アルカリあるいはタンパク質分解酵素で加水分解するとペプチド（peptide）あるいは構成アミノ酸が生成してくる．加水分解の程度は，残存するタンパク質量を測定するか，生成したペプチドあるいはアミノ酸を確認すればよい．

5.1 タンパク質の分離

食品からタンパク質を分離するには，食品中のタンパク質の特性を利用する．すなわち，タンパク質の種々の溶液に対する溶解性の違いや，等電点沈殿などを利用する．

実験 1　小麦粉からのグルテンの分離

小麦粉に水を加えてこねるとグリアジンとグルテニンが結合して，グルテンが形成される．生じたグルテンが，水に不溶性であることを利用して分離する．

試　料
　小麦粉

器　具
　さらし布，500 mL ビーカー

操　作
1) 小麦粉約 10 g に水約 5 mL を加えてよく練り，約 30 分間放置する．
2) 布に包んで水中でデンプンをもみ出す．
3) 布の中に残ったグルテンについて，タンパク質の定性反応（p.84）を行う．

実験 2　牛乳からのカゼインの分離

牛乳中のカゼインは等電点にすると等電点沈殿する．この時，乳脂肪も沈殿に移行する．沈殿から脂肪分を除去してカゼインをとる．

試　料
　牛乳（市販の牛乳）

試　薬
　5％酢酸，メタノール，エーテル・メタノール（4：1）混液，アセトン，BCG 試験紙

器　具
　さらし布，100 mL ビーカー，300 mL ビーカー，沪紙

操　作
1) 牛乳 50 mL を 300 mL 容ビーカーにとり，水 150 mL を加え，かきまぜながら 5％酢酸を加え，BCG 試験紙を用いて pH を 4.5〜4.6 にするとカゼインが沈殿する（静置して上澄を見る）．
2) 布を 4 重にして沪過し，しぼる．沈殿をビーカーに移し，メタノール 20 mL で 2 回，さらにエーテル・メタノール混液 20 mL で 2 回洗浄し乳脂肪分を除く．次にアセトン 20 mL で 2 回洗浄し，沪紙で沪過し風乾する．
3) 沈殿についてタンパク質の定性反応（p.84）を行う．

実験３　卵白アルブミンの分離

　卵白アルブミンは，溶液を等電点の pH としたのち，硫酸アンモニウムで塩析直前まで飽和させ，冷蔵庫に放置すると結晶化する．

試　料
卵白(卵 1 個分)

試　薬
30％硫酸ナトリウム溶液，0.1 M 硫酸，トルエン，BCG 試験紙

器　具
200 mL 容ビーカー，顕微鏡

操　作

1) 200 mL 容ビーカーに卵白をとり，泡を立てないように注意して十分にホモジナイズする(割りばしを使うとよい)．これによくかきまぜながら等容の 30％硫酸ナトリウム溶液を加えて 30 分間放置する．
2) 遠心分離(3000 rpm, 10 min.)後，上澄み液に 0.1 M 硫酸をかきまぜながら加えて pH を 4.6 〜 4.8 にする．
3) さらにかきまぜながら 30％硫酸ナトリウム溶液を静かに加えていくと，やがてわずかにアルブミンが析出してくる．
4) この懸濁液にトルエン数滴を加えて室温に 1 〜 2 日放置すると，結晶アルブミンが得られる．
5) この結晶についてタンパク質の定性反応(次節)および検鏡を行う．

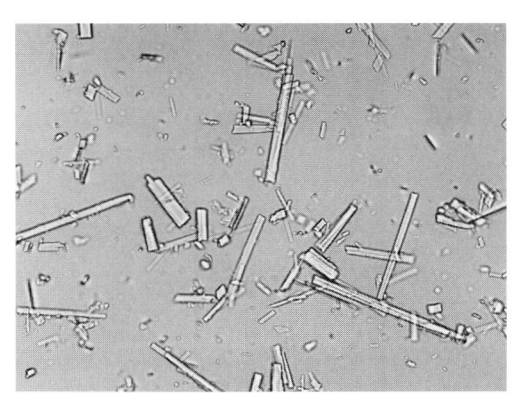

図 5.2　結晶アルブミン(200 倍)

設　問

1) タンパク質の分離がタンパク質のどのような性質に基づいて行われるかを考察しなさい．

5.2 タンパク質の定性反応

実験 1　タンパク質の呈色反応

タンパク質に対する一般的反応としてビウレット反応，ニンヒドリン反応があるが，タンパク質を構成するアミノ酸の特殊な作用基によるものにミロン反応(チロシン)，ホプキンス・コーレ反応(トリプトファン)，キサントプロテイン反応(チロシン，トリプトファン)，坂口反応(アルギニン)，硫化鉛反応(シスチン，システイン)などがある．

実験1-a　ビウレット反応

タンパク質溶液あるいはトリペプチド以上のタンパク質分解液にビウレット(biuret)試薬を加えると紫色を呈する反応で，その名は化合物のビウレットからきている．

呈色は銅原子と窒素4原子との配位結合による(図5.3)．

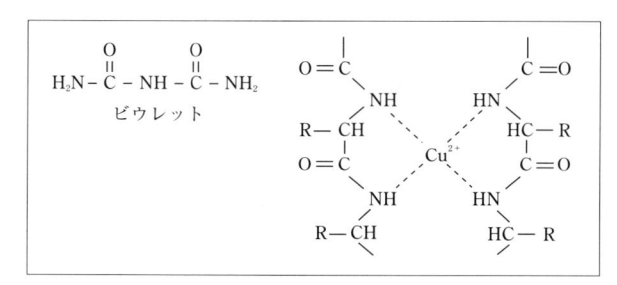

図 5.3　ビウレット—銅錯化合物

試　料
1%アルブミン(卵白製)溶液

試　薬
4%水酸化ナトリウム溶液，1%硫酸銅溶液

操　作
タンパク質溶液2 mLを試験管にとり，4%水酸化ナトリウム溶液2 mLを加え，1%硫酸銅溶液4〜5滴を滴下すると紫〜赤紫色を呈する．

実験1-b　ニンヒドリン反応

タンパク質溶液に，中性〜微酸性でニンヒドリン(ninhydrin)溶液を加えて加熱すると紫色を呈する反応で，これはα-アミノ酸のアミノ基とニンヒドリンとで着色物質を生成するためである(図5.4)．

試　料
1%アルブミン(卵白製)溶液

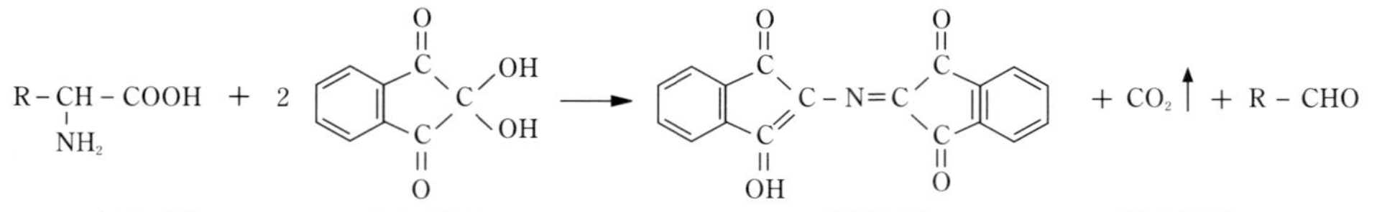

図5.4 ニンヒドリン反応

試　薬

1%ニンヒドリン溶液：1gのニンヒドリンを100 mLのメチルセロソルブに溶かす．

操　作

中性ないし微酸性のタンパク質溶液2 mLを試験管にとり，1%ニンヒドリン溶液1～2滴を加えて加熱すると青紫色を呈する．

実験2　タンパク質の沈殿反応

タンパク質は多数のイオン性基をもち，水溶液中では水分子との相互作用により溶解している．この状態が何らかの原因により変化を受け，親水性を減ずるとタンパク質は沈殿する．

実験2-a　有機溶媒による沈殿

タンパク質溶液にエタノールやアセトンなどを加えると，これら有機溶媒がタンパク質に水和した水を除くのでタンパク質は凝集して沈殿する．

試　料

1%アルブミン(卵白製)溶液

試　薬

エタノール

操　作

タンパク質溶液2 mLを試験管にとり，等量のエタノールを加えるとタンパク質は沈殿する．

実験2-b　濃厚塩類溶液による沈殿(塩析)

希薄な塩溶液中では塩イオンの存在によってタンパク質の溶解度が増すが(塩溶効果)，濃厚な塩溶液中では逆に溶解度が減少し，タンパク質は沈殿する．この沈殿法はタンパク質の変性がほとんど起こらないので，タンパク質の分離，精製に利用されている．濃厚塩として硫酸アンモニウム，硫酸マグネシウム，食塩の飽和溶液などが用いられる．

試　料

1%アルブミン(卵白製)溶液

試　薬

飽和硫酸アンモニウム溶液

操 作

タンパク質溶液 2 mL を試験管にとり，等量の飽和硫酸アンモニウム溶液を加えるとタンパク質は沈殿する．

実験2-c　アルカロイド試薬による沈殿

タンパク質はアルカロイド試薬(トリクロロ酢酸，タンニン酸，ピクリン酸など)により凝集，沈殿する．これはタンパク質の塩基性基とアルカロイド試薬の反応による．

試 料

1%アルブミン(卵白製)溶液

試 薬

10%トリクロロ酢酸

操 作

タンパク質溶液 2 mL を試験管にとり，10%トリクロロ酢酸を滴下するとタンパク質は沈殿する．

実験2-d　重金属による沈殿

タンパク質は重金属(Cu，Hg，Pb など)と金属錯塩を作り沈殿する．この反応は中性〜微酸性で鋭敏である．

試 料

1%アルブミン(卵白製)溶液

試 薬

1%硫酸銅溶液

操 作

タンパク質溶液 2 mL を試験管にとり，等量の 1%硫酸銅溶液を加えるとタンパク質は沈殿する．

実験3　タンパク質の凝固

タンパク質は変性により分子のイオン状態が変化する．その際タンパク質分子間に結合が起こるとタンパク質は凝集，凝固する．

実験3-a　熱凝固

多くのタンパク質は 60℃以上の加熱により変性し凝固する．ゼラチン，プロタミンなどは凝固しない．またアルカリ性では熱凝固は起こさない．

試 料

1%アルブミン(卵白製)溶液

試 薬

10%酢酸，10%水酸化ナトリウム溶液

操 作

タンパク質溶液 2 mL をそれぞれ 2 本の試験管にとり，一方には 10%酢酸，もう一方には 10%水

酸化ナトリウム溶液を滴下し，加熱して比較観察する．

実験3-b 酸凝固

タンパク質溶液に塩酸，硫酸，硝酸などの強酸を加えるとタンパク質は凝固する．しかしヒストン，プロタミンなどの塩基性タンパク質は凝固しない．

試　料

1%アルブミン（卵白製）溶液

試　薬

濃塩酸

操　作

タンパク質溶液 2 mL を試験管にとり，濃塩酸を滴下するとタンパク質は凝固する．

設　問

1) タンパク質が示す諸反応と構造（一次，二次，三次構造）との関係について考察しなさい．

5.3 アミノ酸の呈色反応

いくつかのアミノ酸溶液を試料とし，それぞれの検出反応を行ってその呈色を確認する．
アミノ酸の特異的な化学構造や官能基に基づく呈色で，個々のアミノ酸の検出に利用される．

実験1　アミノ基検出反応：ニンヒドリン反応

この反応はアミノ基に基づくもので，アミノ酸以外にペプチド，タンパク質に陽性であり，アミン類，アンモニア，尿素誘導体にも発色する．

試　薬

1%ニンヒドリン溶液

操　作

1) アミノ酸溶液または未知検液 2 mL を試験管にとり，1%ニンヒドリン溶液 1〜2 滴を加える．
2) 沸騰湯浴中で加熱すると青紫色を呈する．

実験2　アルギニン検出反応：坂口反応

$$\text{H}_2\text{N}-\overset{\overset{\text{NH}}{\|}}{\text{C}}-\text{NH}-\text{CH}_2-\text{CH}_2-\text{CH}_2-\overset{\overset{\text{NH}_2}{|}}{\underset{\underset{\text{H}}{|}}{\text{C}}}-\text{COOH}$$

アルギニン

アルギニン（arginine）のグアニジル基に基づくものである．

試　薬

5%水酸化ナトリウム溶液，0.1% α-ナフトール溶液：α-ナフトール 0.1 g を 70%エタノールに溶解して 100 mL とする．次亜臭素酸ナトリウム溶液

操 作

1) アルギニン溶液または未知検液 2 mL を試験管にとり，5%水酸化ナトリウム溶液 1 mL を加えてアルカリ性とし，これに 0.1% α-ナフトール溶液 1～2 滴を加える．
2) 次亜臭素酸ナトリウム溶液 2～3 滴を滴下してかくはんすると赤色を呈する．

実験 3 ヒスチジン検出反応：Pauli 法

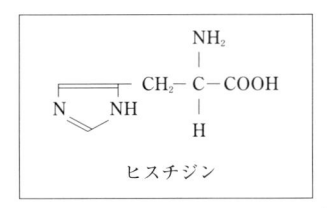

ヒスチジン(histidine)をジアゾ化し，イミダゾール核にカップリング反応させるものである．

試 薬

0.1%スルファニル酸溶液：スルファニル酸 0.1 g を 0.1 M 塩酸に溶解して 100 mL とする．
5%亜硝酸ナトリウム溶液

操 作

1) ヒスチジン溶液または未知検液 2 mL を試験管にとり，0.1%スルファニル酸溶液と 5%亜硝酸ナトリウム溶液を使用時に同量混合した液を 1 mL 加える．
2) 1～2 分後アルカリ性とすると橙黄～赤色を呈する．

実験 4 トリプトファン検出反応：Rohde 法

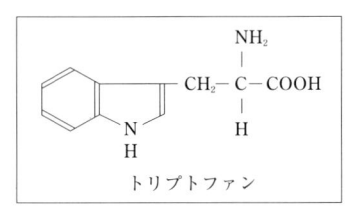

トリプトファン(tryptophan)のインドール核に基づくものである．

試 薬

エーリッヒ(Ehrlich)試薬：25 g p-ジメチルアミノベンズアルデヒドを 10%硫酸溶液に溶解して 100 mL とする．

操 作

1) トリプトファン溶液または未知検液 2 mL を試験管にとりエーリッヒ試薬を数滴加える．
2) 沸騰湯浴中で加熱すると青紫色を呈する．

実験5　チロシン検出反応

$$HO-\bigcirc-CH_2-\underset{H}{\overset{NH_2}{\underset{|}{\overset{|}{C}}}}-COOH$$

チロシン

チロシン(tyrosine)のフェノール基に基づくものである．

試　薬

0.2% α-ニトロソ-β-ナフトール・アルコール溶液，濃硝酸

操　作

1) チロシン溶液または未知検液2 mLを試験管にとり，0.2% α-ニトロソ-β-ナフトール・アルコール溶液1 mLを加える．
2) 沸騰湯浴中で加熱後，濃硝酸を数滴加えると赤紫色を呈する．

結　果

各アミノ酸溶液の検出反応の結果を記録し，未知検液の結果を下の表に書きこみなさい．

	ニンヒドリン反応	坂口反応	Pauli法	Rohde法	チロシン検出反応
アルギニン					
ヒスチジン					
トリプトファン					
チロシン					
未知検液A					
未知検液B					

以上の結果から未知検液A，Bを同定しなさい．

　　A＿＿＿＿＿＿＿＿＿＿　　B＿＿＿＿＿＿＿＿＿＿

5.4　タンパク質の電気泳動

　タンパク質は両性電解質であり，溶液のpHによって電荷が変化する．溶液のpHが等電点より低い場合，タンパク質は正に荷電しており，高い場合負に荷電している．そこで適当なpHで電場をかけると，タンパク質は電荷の差に基づいて固有の移動度で陰極または陽極へ向かって泳動する．

　ここでは泳動時間が短く，しかも明確な分離を示すセルロースアセテート膜を用い，卵白タンパク質の電気泳動を行う．

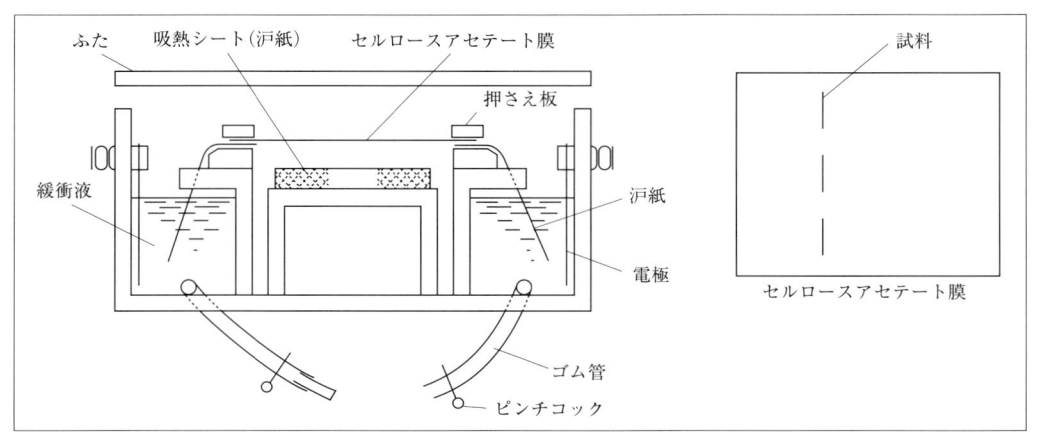

図5.5 電気泳動装置

実験　卵白タンパク質の電気泳動

試　料
卵白：卵白を10倍量に水に溶かし，沪過して沪液を用いる．

試　薬
ベロナール緩衝液(pH 8.6)：ベロナール2.21 gとベロナールナトリウム12.36 gを水に溶かし，全量を1,000 mLとする．

染色液：ポンソー3R 4 gを3%トリクロロ酢酸に溶かし1,000 mLとする．

脱色液：5%酢酸溶液

器具および装置
セルロースアセテート膜(5 × 6 cm)，電気泳動装置，定電流装置

操　作
1) 緩衝液を両緩衝液そうに入れ，ゴム管を連結させ両液そうの水位を等しくする(図5.5)．その後必ずピンチコックなどで両液を遮断しておく．
2) 吸熱シートあるいは沪紙を水に浸してセットする．
3) 緩衝液に浸した沪紙を緩衝液そうに連絡する(架橋，ブリッジという)．
4) セルロースアセテート膜を緩衝液にすばやく浸し，取り出し，沪紙片にはさんで軽く押しつけ，過剰の水分を除く．
5) 膜をたるまないように取り付け，両端を押さえ板で沪紙と接着させる．
6) カラス口あるいはマイクロピペットを用いて試料溶液1 〜 2 μL/cm(長さ)を陰極側から1/3のところに1 〜 1.5 cmの長さに2 〜 3か所一直線につける．ふたを定規にすると便利である(試料の1つにポンソー3Rを加え，着色しておくと泳動の目安になる)．
7) 0.6 〜 0.8 mA/cmの電流を通じ，40分間泳動する．
8) 泳動終了後，膜をピンセットでつまみ，染色液に約1分間つける．

9) 脱色液を数回取り替え脱色し，乾燥する．

設　問

1) 緩衝液のpHを4.9にすると，どのような結果になると思われるか．

5.5　タンパク質の定量（ケルダール窒素定量法）

　1883年Kjeldahlによって創案されたこの窒素定量法は，改良されながら，現在タンパク質の定量法としてもっとも広く用いられている方法である．タンパク質の構成元素窒素を定量し，タンパク質量に換算することを原理としている．

　試料を触媒の存在下で濃硫酸で分解すると，窒素はアンモニアとなり，分解液中の硫酸と反応して硫酸アンモニウムとなる．これに過剰のアルカリを加え，生じたアンモニアを水蒸気蒸留して規定酸液に吸収させる．残った規定酸をアルカリで逆滴定し，窒素量を算出する．

　一般のタンパク質は窒素含量が平均16%であるので，得られた窒素量に窒素-タンパク質換算係数の6.25(100/16)を乗じてタンパク質量が求められる．しかし窒素含量は食品の種類によって異なっているので，正確には各食品の換算係数を用いなければならない(p.138，付表5)．

実験　ケルダール窒素定量法

試　薬

濃硫酸，30%水酸化ナトリウム溶液，0.01 M硫酸，0.02 M水酸化ナトリウム溶液

銅・カリ触媒：硫酸カリウム(K_2SO_4)と硫酸銅($CuSO_4$)を9：1に混合し，乳鉢で細粉化したもの．

メチルレッド・メチレンブルー混合指示薬：0.2%メチルレッドアルコール溶液と0.1%メチレンブルーアルコール溶液を1：1で混合したもの（酸性で赤紫色，変色点で灰青色，塩基性で緑色に変化する）

器具および装置

50 mLケルダール分解フラスコ(2個)，100 mLメスフラスコ(2個)，100 mL三角フラスコ，パルナスの窒素蒸留装置，分解台

操　作

分解

1) 試料（窒素として10～20 mg）を正確に秤り取り，ケルダール分解フラスコに入れ，銅・カリ触媒2 g，濃硫酸10 mLを加える．同時に濃硫酸，触媒だけを入れて空試験を行う．
2) 分解フラスコをドラフト内の分解台にのせ加熱する．液は黒色からかっ色と変化し，最後に透明な青色となる．青色となったのち，さらに1時間加熱を続ける．
3) 放冷し，水を徐々に加え，100 mLメスフラスコに移す．全量を100 mLとした後，転倒混和し分解試料液とする．

蒸留（図5.6）

4) コックhを開き，i，jを閉じる．
5) Aを加熱して水蒸気を発生させ，装置内を洗浄する．

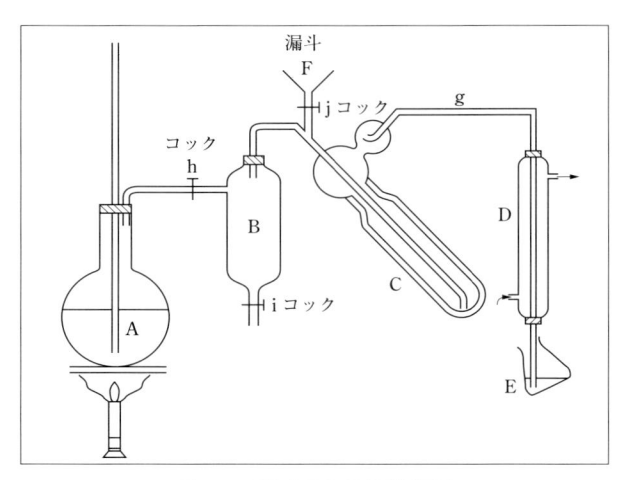

図 5.6　パルナスの窒素蒸留装置

6) C 内の液はバーナーをはずし，h を閉じて B に逆流させる．h を開き，逆流した液は i を開いて捨てる．h が開いていることを確認して i を閉じる．
7) 100 mL 三角フラスコ E に 0.01 M 硫酸を 25 mL とり，指示薬を 2～3 滴加え，冷却管 D の下端に置く．その際下端が硫酸に浸っていることを確かめる．
8) 分解試料溶液 5.0 mL を試験管にとり，これを漏斗 F にそそぐ．j をゆっくり開き，試料液を C に流し込む．少量の水で試験管および F を洗い，C へ流し込む．
9) 30% 水酸化ナトリウム溶液 10 mL を試験管にとり，これを F にそそぐ．j をゆっくり開きながら C に流し込む．少量の水で F を洗う．
10) j を閉じて A を加熱し，水蒸気を C に送る．
11) 蒸気が g に達したのを確かめてから 5 分間蒸留する．
12) E を下げ D の先端を液面から離し，さらに 2～3 分間蒸留を続ける．
13) D の先端を水で洗い E に受ける．E を取りはずし滴定に移す．
14) バーナーをはずし h を閉じると蒸留廃液は B に移る．h を開き i を開いて捨てる．h が開いていることを確認して i を閉じる．
15) 空試験も試料溶液と同様に行う．

滴定

16) E を 0.02 M 水酸化ナトリウム溶液で灰青色になるまで滴定する．
17) 空試験も同様に行う．

結果および計算

試料名＿＿＿＿＿＿＿＿＿＿＿＿＿＿

試料採取量(s)＿＿＿＿＿＿＿＿＿＿g

試料溶液の総量(a)＿＿＿＿＿＿＿＿＿＿mL

蒸留に用いた試料溶液の量(b)＿＿＿＿＿＿＿＿mL

本試験の滴定値(c)＿＿＿＿＿＿＿＿＿＿mL

空試験の滴定値(d)＿＿＿＿＿＿＿＿＿＿mL
0.02 M 水酸化ナトリウム溶液の力価(f)＿＿＿＿＿＿＿＿＿＿

$$総窒素量(\%) = \frac{(d-c) \times f \times 0.00028}{s} \times \frac{a}{b} \times 100$$

ただし 0.00028：0.02 M 水酸化ナトリウム溶液 1 mL に相当する窒素量(g)

タンパク質量(%) ＝ 総窒素量 × 窒素-タンパク質換算係数　　　＿＿＿＿＿＿＿＿＿＿

窒素-タンパク質換算係数：p.138，付表 5 参照

Chapter 6 無機質

　無機質（ミネラル，mineral）は骨，歯の構成成分のほか，生体機能の調節になくてはならないものであり，毎日の食事で欠かさずに摂取すべき成分である．

　食品成分表には，無機質のほぼ総量に近い値を示す灰分と，無機質の中でも特に栄養学的に考慮しなければならないナトリウム，カリウム，カルシウム，マグネシウム，リン，鉄，亜鉛，銅およびマンガンが記載されている．

　カルシウムは骨，歯の成分として，ナトリウムは体液のpHと浸透圧の調節に，リンは骨，歯の成分以外に核酸，高エネルギー化合物，リン脂質など，鉄はヘモグロビン，ミオグロビンの成分，酸化酵素の構成成分など，それぞれ重要な役割を果たしている．

6.1 食品の灰化

　食品を灼熱して灰分を得ることを灰化（かいか）という．灰化によりC，HはそれぞれCO_2とH_2Oに，NはNH_3またはN_2ガスになって飛散し，無機成分は灰になって残る．食品中の無機成分の分析の際には必ず行わなければならない操作である．

実験　灰化

試　料
　しらす干し，チーズ，きなこなど

試　薬
　塩酸（1：1）：濃塩酸に等容の水を加える
　塩酸（1：3）

器　具
　磁製るつぼ（30 mL容），100 mLメスフラスコ，沪紙

操　作
1) 試料3 gを正確にるつぼに秤り取り，穏やかに加熱する．
2) ふたをずらして煙を追い出す．
3) 煙が出なくなったらふたをし強熱する．
4) 内容物が白色になったら加熱をやめ，放冷する．
5) 少量の水で灰を湿らせ，塩酸（1：1）5 mLを加え湯浴上で加熱してほとんど蒸発乾固する．
6) 塩酸（1：3）2.5 mLと水5 mLを加え，湯浴上でガラス棒でほぐしながら加温して内容物を溶かす．

7) 沪過し，沪液と洗液を 100 mL メスフラスコに移し入れ，水を加えて 100 mL にし，試料溶液とする．

設　問

1) 灰化によって失われやすい無機質は何か．

6.2　カルシウムの定量

アルカリ性でカルシウムはシュウ酸と反応して難溶性のシュウ酸カルシウムの沈殿を生じる．この沈殿を沪別後硫酸で分解し，遊離したシュウ酸を過マンガン酸カリウム溶液で滴定しカルシウム量を求める．

$$Ca + \begin{matrix}COOH\\COOH\end{matrix} \longrightarrow \begin{matrix}COO\\COO\end{matrix}Ca + H_2$$

$$\begin{matrix}COO\\COO\end{matrix}Ca + H_2SO_4 \longrightarrow \begin{matrix}COOH\\COOH\end{matrix} + CaSO_4$$

$$5\begin{matrix}COOH\\COOH\end{matrix} + 2\,KMnO_4 + 3\,H_2SO_4 \longrightarrow K_2SO_4 + 2\,MnSO_4 + 10\,CO_2 + 8\,H_2O$$

表 6.1　カルシウムを含むおもな食品

食　品　名	mg/100 g
ひ　じ　き	1,400
マイワシ（丸干）	440
チーズ（プロセス）	830
凍　豆　腐	660
普　通　牛　乳	110

実験　シュウ酸カルシウム沈殿法

試　料

6.1 節で調製した試料溶液

試　薬

0.1% メチルレッド（アルコール溶液），3% シュウ酸アンモニウム溶液，尿素（特級），アンモニア水（1：49），希硫酸（1：25）

4 mM 過マンガン酸カリウム溶液：$KMnO_4$ 約 0.7 g を水 1 L に溶解し，かっ色瓶に入れて 1 夜放置後，上澄み液を使用する．

器　具

100 mL 三角フラスコ，200 mL 三角フラスコ，100 mL ビーカー，グラスフィルター，吸引瓶

操　作

1) 試料溶液 40 mL を 200 mL 三角フラスコにとり，メチルレッド数滴，シュウ酸アンモニウム溶液 10 mL，尿素 2 g を加え三角フラスコを 100 mL ビーカーでおおい，弱く加熱する．
2) 液の色が橙黄色に変わったら加熱をやめて放冷し，1 時間以上そのまま放置する．

3) 沈殿をグラスフィルターで沪過し,三角フラスコおよびフィルター上の沈殿をアンモニア水 30 mL で数回に分けて洗浄する.
4) 吸引瓶を洗い,弱く吸引しながら熱硫酸(70℃以上)5 mL をフィルターに注ぎ,沈殿を溶かす.この操作を 5 回繰り返す.
5) この溶液を 100 mL 三角フラスコに移し,約 70℃に加温し,4 mM 過マンガン酸カリウム溶液で微紅色になるまで滴定する.

結果および計算

試料名＿＿＿＿＿＿＿＿＿＿＿＿
灰化に用いた試料の重量(s)＿＿＿＿＿＿＿＿＿＿＿＿ g
試料溶液の総量(a)＿＿＿＿＿＿＿＿＿ mL
本実験に用いた試料溶液の量(b)＿＿＿＿＿＿＿＿＿＿ mL
4 mM 過マンガン酸カリウム溶液の滴定値(c)＿＿＿＿＿＿＿＿＿＿ mL
4 mM 過マンガン酸カリウム溶液の力価(f)＿＿＿＿＿＿＿＿＿

$$カルシウム(mg\%) = \frac{c \times f \times 0.4008}{s} \times \frac{a}{b} \times 100$$

ただし 0.4008:4 mM 過マンガン酸カリウム溶液($f = 1.000$)1 mL に相当するカルシウム量(mg)

設問

1) カルシウム定量の化学反応式から係数 0.4008 mg/mL を導きなさい.

6.3 リンの定量

食品中のリン量は一般にモリブデンブルー比色法で測定される.
リンは試料の前処理によってリン酸溶液とし,リン酸として定量する.
硫酸酸性下でリン酸とモリブデン酸アンモニウムとが反応してリンモリブデン酸アンモニウムを生じる.これを還元し,生じた青いモリブデンブルーを比色してリンの量を求める.
一般の食品のリン量は,灰化後,塩酸溶液に溶かし,一定量にした試料を使用する.ビール,コーラなどはそのまま分析に用いられる.ここでは,比色定量の原理を理解しやすいように,標準液との比例計算による方法を述べる.

表 6.2 リンを含むおもな食品

食 品 名	mg/100 g
チーズ(プロセス)	730
鶏　卵(卵黄)	570
大　　豆	580
豚　肝　臓	340
精　白　米	94

実験　モリブデンブルー比色法

試　料
6.1 節で調製した試料溶液，またはビール，コーラなどは 2 倍希釈して試料とする．

試　薬
リン標準液：特級 KH_2PO_4 の結晶 0.4394 g を濃硫酸数滴を加えた水に溶かし 1 L とする．この液 50 mL に水を加えて 100 mL にする．この 1 mL は 0.050 mg のリンを含む．

モリブデン酸アンモニウム溶液：$(NH_4)_6Mo_7O_{24}\cdot 4H_2O$ 25 g を 300 mL の水に溶かす．濃硫酸 75 mL を水 150 mL に溶かして放冷したものを，先の溶液に加え，必要があれば沪過する．

0.5％ヒドロキノン溶液，10％亜硫酸ナトリウム溶液

器　具
50 mL メスフラスコ（2 個），分光光度計

操　作
1) 試料溶液 2 mL を 50 mL メスフラスコに正確にとり，もう一方の 50 mL メスフラスコにリン標準液 2 mL をとる．
2) 両フラスコにモリブデン酸アンモニウム溶液 4 mL を加えて混和し，2〜3 分間放置する．
3) 両フラスコに 0.5％ヒドロキノン溶液 4 mL，10％亜硫酸ナトリウム溶液 4 mL を順に加え，水で 50 mL とし，よく混和する．
4) 30 分後に分光光度計（823 nm）で測定する．

結果および計算
試料名＿＿＿＿＿＿＿＿＿＿＿＿＿＿＿

灰化に用いた試料の重量（s）＿＿＿＿＿＿＿＿＿＿＿＿g

試料溶液の総量（a）＿＿＿＿＿＿＿＿＿＿＿＿＿mL

本実験に用いた試料溶液の量（b）＿＿＿＿＿＿＿＿＿＿＿mL

試料の吸光度（k）＿＿＿＿＿＿＿＿＿＿＿＿＿

リン標準液の吸光度（k_0）＿＿＿＿＿＿＿＿＿＿＿＿＿

$$\text{リン}(\text{mg\%}) = \frac{k}{k_0} \times 0.100 \times \frac{1}{s} \times \frac{a}{b} \times 100$$

ただし　0.100：リン標準液 2 mL を使用したときのリン量（mg）

ビール，コーラなどを試料とした場合は，上の式を参考に計算式を考え，試料 100 mL 中のリン量（mg）を求める．

式　　　　　　　　　　　　　　　　　リン量＿＿＿＿＿＿＿＿＿＿mg%（w/v）

設　問
1) 試料のカルシウムとリン含有量のバランスについて考察しなさい．
2) ビールやコーラを試料としたときは，市販のウーロン茶，緑茶，ジュースなどのリン量と比較検討しなさい．

6.4 鉄の定量

Fe^{2+}は1,10-フェナントロリンと結合して赤色の錯化合物を作る．この赤色の510 nmの吸光度を測定して鉄量を求める．なおFe^{3+}はその錯化合物が無色～淡青色であるので，Fe^{2+}に還元した後1,10-フェナントロリンを加える．

濃度の異なる鉄標準液を用いて検量線（標準曲線）を作成し，鉄量を求める．

表6.3 鉄を含むおもな食品

食品名	mg/100 g
豚　肝　臓	13.0
シ　ジ　ミ	5.3
鶏　卵（卵黄）	6.0
牛　肉（もも）	2.7
ホウレンソウ	2.0

実験　1,10-フェナントロリン比色法

試　料
6.1節で調製した試料溶液，または白ワインは希釈せずそのまま試料とする．

試　薬
ブロムフェノールブルー（BPB）指示薬，5％クエン酸ナトリウム溶液，1％ヒドロキノン溶液，0.25％ 1,10-フェナントロリン溶液

器　具
100 mL三角フラスコ，25 mLメスフラスコ，分光光度計

操　作
1) 試料溶液10 mLを100 mL三角フラスコにとり，BPB指示薬2～3滴を加え，5％クエン酸ナトリウム溶液で液が黄緑色（pH 3.5）に変わるまで滴定し，それに要したmL数を求める．
2) 試料溶液10 mLを25 mL容メスフラスコにとり，1％ヒドロキノン溶液1 mLと0.25％ 1,10-フェナントロリン溶液2 mL，さらに5％クエン酸ナトリウム溶液を1)で求めたのと同量を加え，水を加えて25 mLとする．
3) 30分間以上放置してから分光光度計（510 nm）で測定する．
4) 鉄標準液（0～0.1 mgの鉄を含む）を用いて検量線を作成し，これにより試料中の鉄量を求める．

結果および計算
試料名＿＿＿＿＿＿＿＿＿＿
灰化に用いた試料の重量（s）＿＿＿＿＿＿＿＿＿＿g
試料溶液の総量（a）＿＿＿＿＿＿＿＿＿＿mL

本実験に用いた試料溶液の量(b)＿＿＿＿＿＿＿＿＿＿＿mL

試料溶液の吸光度＿＿＿＿＿＿＿＿＿＿

検量線の読み(c)＿＿＿＿＿＿＿＿＿＿mg/10 mL

$$鉄(mg\%) = c \times \frac{1}{s} \times \frac{a}{b} \times 100$$

設問

1) 操作2)でヒドロキノンを加える理由を述べなさい．
2) 赤ワインを試料とした時はどのような工夫が必要か．

6.5 食品の酸度，アルカリ度

食品を灰化し，得られた灰が酸性を示すものを酸性食品，アルカリ性を示すものをアルカリ性食品とよぶ．無機質のうち P，S，Cl などの陰イオンは酸性を示し，Ca，Mg，Na，K などの陽イオンはアルカリ性を示す．

食品の酸度，アルカリ度とは，食品 100 g 中の灰分を中和するに必要な 1 M のアルカリまたは酸の mL 数をいう．

実験　酸度，アルカリ度の測定

試　料

カツオ節(3 g)，スルメ(2 g)，キクラゲ(2 g)，ヒジキ(2 g)など：約 0.1 g の灰分を含む

試　薬

0.5 M 炭酸ナトリウム溶液，0.1 M 水酸化ナトリウム溶液，1 M 塩酸，フェノールフタレイン指示薬

器　具

磁製るつぼ(30 mL 容)，100 mL 三角フラスコ

操　作

1) 試料をるつぼに正確に秤り取り，塩化物の揮散を防ぐため 0.5 M 炭酸ナトリウム溶液を試料 1 g について 0.5 mL を加える．
2) 弱い火で蒸発乾固する．
3) 灼熱灰化する．
4) 灰を少量の水で 100 mL 容三角フラスコに洗い込む．
5) 1 M 塩酸を試料 1 g あたり 1 mL を加え，還流冷却器を付して(p.55, 図 3.12 参照)約 15 分間穏やかに煮沸して二酸化炭素を追い出す．
6) 冷却後，フェノールフタレインを指示薬として 0.1 M 水酸化ナトリウム溶液で微紅色になるまで滴定する．

結果および計算

試料名＿＿＿＿＿＿＿＿＿＿＿＿＿＿

試料採取量(s) _____ g
0.5 M 炭酸ナトリウム溶液の使用量(B) _____ mL
0.5 M 炭酸ナトリウム溶液の力価(f_1) _____
1 M 塩酸の使用量(A) _____ mL
1 M 塩酸の力価(f) _____
0.1 M 水酸化ナトリウム溶液の滴定値(b) _____ mL
0.1 M 水酸化ナトリウム溶液の力価(f_2) _____

$$\text{食品の酸度,アルカリ度} = \frac{(A \times f) - (B \times f_1 + 1/10 \times b \times f_2)}{s} \times 100$$

設 問

1) 計算値の正,負および大,小は何を意味しているか.
2) 計算式から試料が酸性またはアルカリ性であると判定した理由を説明しなさい.

参考

$$Na_2CO_3 + 2\,HCl \longrightarrow 2\,NaCl + CO_2 + H_2O$$

$$NaOH + HCl \longrightarrow NaCl + H_2O$$

Chapter 7 ビタミン

　ビタミン(vitamin)は，生理作用の調節上欠くことのできないものであり，しかも動物の組織内で合成することの困難な種々の有機成分と定義されるが，各ビタミン間の化学構造上の共通点はない．ビタミン類はその溶解性により，大きく水溶性ビタミン(B_1, B_2, B_6, ナイアシン, C など)と脂溶性ビタミン(A, D, E など)に分類されている．

　ビタミンの定量法としては，動物や微生物を用いた実験による方法と理化学的方法がある．また，HPLC などによる機器分析も行われている．理化学的方法では，各種ビタミンの化学的特徴を利用した種々の方法が工夫され利用されている．一般の食品についてビタミンの定量を行おうとする場合，微量成分である目的のビタミンを抽出し，同時に含まれる反応阻害物を除去するなど，各試料に応じた定量的な前処理が必要である．またビタミン類は，含まれる量が微量なため，たとえば蛍光分析などのように感度の高い反応が利用される．このため操作上の誤差が生じやすく，正確な定量値を得るためには細心の注意が必要である．

　ここでは，代表的なビタミンである A, B_1, B_2 および C について述べる．A および B_2 については定性的な検出反応について述べるにとどめ，B_1 および C については定量法を述べる．

7.1　ビタミン A(レチノール)

　ビタミン A はレチノールともよばれ，主として動物性食品に含まれるが，栄養素の供給源としては，濃緑色野菜など植物性食品に含まれるカロテン類(プロビタミン A)が重要である(図 7.1)．

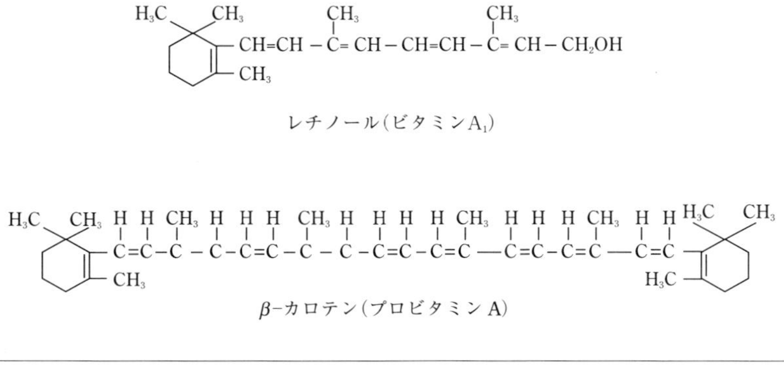

図 7.1　ビタミン A およびプロビタミン A

ビタミンAの定量法としては，カールプライス反応による比色定量法と直接紫外線の吸収を測定する吸収スペクトル法がある．

　カールプライス反応は，ビタミンAのクロロホルム溶液に三塩化アンチモンクロロホルム溶液を加えると青色を呈することを利用する．

実験　カールプライス反応を利用したビタミンAの検出

試　料
　肝油
　ビタミンAを含む試料：この場合は，不けん化物を分離し，さらに水分のほとんどない状態にしておく必要がある．

試　薬
　クロロホルム．
　三塩化アンチモンクロロホルム溶液：三塩化アンチモン $SbCl_3$ 25 g をクロロホルム 100 mL に溶解し，無水酢酸 1 mL を加えておく．

操　作
1) 肝油またはビタミンAを含む不けん化物2～3滴を試験管にとり，クロロホルム1 mLを加え，よくふりまぜて溶解する．
2) 三塩化アンチモンクロロホルム溶液数滴を加え，色の変化を見る．
　　実験終了後の廃液は，水に入れるとアンチモンが不溶化するので，30%クエン酸ナトリウム溶液で洗うとよい．

結　果
　試料　_____
　カールプライス反応の呈色　_____

7.2　ビタミン B_1（チアミン）

　ビタミン B_1 はチアミンともよばれ，食品中では遊離型または結合型として存在し，後者はピロリン酸エステルが一般的である．

　食品中のビタミン B_1 を定量するには，通常タカジアスターゼなどの酵素剤を用いて，これに含まれるホスファターゼなどの働きによりピロリン酸エステルを分解し，結合型を遊離型に変える必要がある．

　ビタミン B_1 の定量法には，p-アミノアセトフェノンを用いたジアゾ反応，またビタミン B_1 をアルカリ性において赤血塩またはブロムシアンで酸化することにより生じる青紫色の蛍光物質チオクロムを蛍光比色するチオクロム蛍光法などがある．いずれの方法においても，試料中の不純物を除く目的でビタミン B_1 を酸性白土やパームチットに吸着させる方法がとられている．

実験　チオクロム蛍光法によるビタミン B_1 の定量

ビタミン B_1 はアルカリ性下でブロムシアンまたは赤血塩で処理すると蛍光をもつチオクロムに変化する．このチオクロムの蛍光強度をビタミン B_1 標準液のそれと比較することにより定量する．

図7.2　ビタミン B_1 の変化

試　料
きなこ，米ぬかなど，ビタミン B_1 塩酸塩結晶

試　薬
希塩酸(pH 4.5)，0.1 M 塩酸溶液，4 M 酢酸ナトリウム溶液，30％水酸化ナトリウム溶液，無水硫酸ナトリウム，イソブタノール，トルエン，パームチット(ビタミン B_1 吸着剤)

酵素溶液：タカジアスターゼを5％になるように 0.1 M 酢酸緩衝液(pH 4.5)に溶解する．

25％塩化カリウム塩酸溶液：0.1 M 塩酸に塩化カリウムを25％の割合に溶かす．

ビタミン B_1 標準液：ビタミン B_1 塩酸塩を正確に秤量し，1 mL中 1〜10 μg を含む溶液とする．

臭化シアン溶液：臭化シアン(特級)の4％溶液(猛毒につき取り扱いに注意：特に蒸気を吸引しないように，また廃液を酸性にしないように注意する)を氷冷下に保存する．

器　具
100 mL 三角フラスコ，25 mL メスフラスコ，水浴，ホールピペット，ビーカー，共栓付試験管，カラム管，恒温水槽，蛍光光度計

操　作

試料溶液の調製

1) 試料 1〜10 g を 100 mL 三角フラスコに正確に秤り取り，水約 20 mL を加えて混和し，0.1 M 塩酸約 50 mL を加えてよくふりまぜる．
2) 沸騰水浴中でときどきふりまぜながら30分間加熱抽出する．
3) 抽出液を約50℃に冷やした後，4 M 酢酸ナトリウム溶液を滴下して pH を約 4.5 とする．
4) 酵素溶液 2 mL を加え，さらにトルエン 5〜6 滴を加えて，37℃の恒温水槽中で一夜放置する．
5) 沸騰湯浴中で15分間加熱し，放冷後メスフラスコに移し水を加えて 100 mL とする．
6) 沪過し，沪液を試料溶液とする．

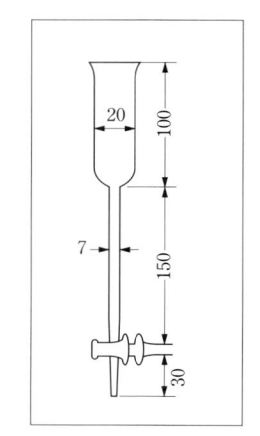

図7.3　ビタミン B_1 定量用カラム管(単位：mm)

吸着

7) パームチット 1.3〜1.5 g をビーカーにとり，水約 5 mL を加えて軽くふり気泡を除去する．
8) カラム管に少量の水を加えておき，パームチットの懸濁液を流し込み吸着層を形成させる．
9) 活栓を開いて水を流し出したのち，3%酢酸 10 mL を 1 分間 1 mL の流速で流してパームチットを活性化する．次いで 20 mL の水を流して洗う（吸着層の上部にはつねに水または溶液を少量残しておく）．
10) 試料溶液の一定量（ビタミン B_1 塩酸塩として約 5 μg に相当）をホールピペットでとり，カラムに注ぎ，1 分間約 1 mL の流速で吸着させる．
11) pH 4.5 の塩酸 5 mL でカラムの上部を洗う．
12) 盲蛍光物質を除くため沸騰水を注ぎ，1 秒に 1 滴の流速で吸着層を洗う．

脱着

13) カラム下部の容器を 25 mL 容メスフラスコに代え，カラムが温かいうちに沸騰 25%塩化カリウム塩酸溶液 10 mL を加え，1 秒に 1 滴の流速で溶出する．さらに 8 mL，7 mL の沸騰塩化カリウム塩酸溶液 10 mL を加え，溶出液をメスフラスコに受ける．メスフラスコを室温まで冷却後，水を加えて 25 mL とする．

定量

14) 測定用試料溶液を 5 mL ずつ T_1，T_2，T_3 の 3 本の容量 50 mL 共栓付試験管に分取する．T_1 を添加試料用，T_2 を主試験用，T_3 を空試験用とする．
15) T_1 にビタミン B_1 標準溶液 1 mL（ビタミン B_1 塩酸塩として 1 μg に相当）を加え，T_2，T_3 にはそれぞれ水 1 mL ずつを加える．
16) T_1，T_2 に臭化シアン溶液 3 mL を加えて混和したのち，30%水酸化ナトリウム溶液 3 mL を加え，さらにイソブタノール 15 mL を加えて密栓し，1 分間激しくふりまぜる．

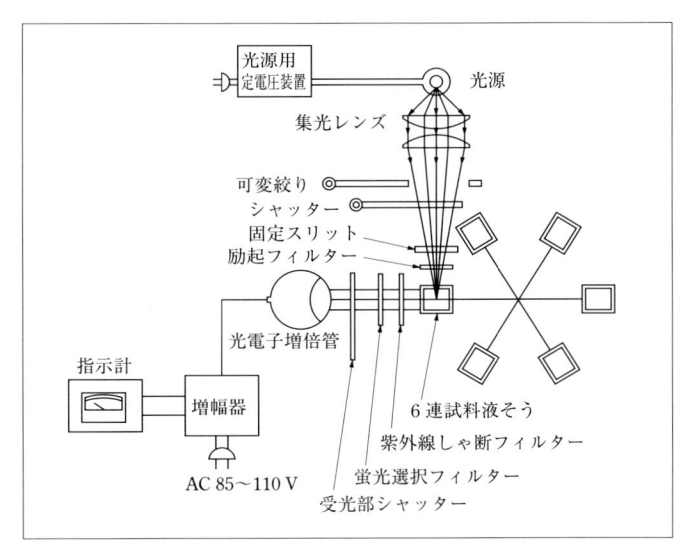

図 7.4 蛍光光度計

17) T_3 には30％水酸化ナトリウムを加えて混和したのち，臭化シアン溶液3 mL，イソブタノール15 mLの順に加えて，同様にふりまぜる．

18) 3本の試験管を静置し，上澄みのイソブタノール層を駒込ピペットで別の試験管にとり，無水硫酸ナトリウム1～2 gを加えて脱水し，透明なイソブタノール層を得る．

19) イソブタノール層を蛍光測定用のセルに入れ，蛍光強度を測定する．T_1 の読みを強度100％にあわせ，T_2 および T_3 の蛍光強度を読み取る．

結果および計算

試料の採取量(s)＿＿＿＿＿＿＿＿＿＿ g
蛍光強度＿＿＿＿＿＿＿＿＿＿
$T_1(t_1)$＿＿＿＿＿＿＿＿＿＿, $T_2(t_2)$＿＿＿＿＿＿＿＿＿＿, $T_3(t_3)$＿＿＿＿＿＿＿＿＿＿
添加ビタミンB_1量(D)＿＿＿＿＿＿＿＿＿＿ μg
測定に用いた試料溶液の量(V_1)＿＿＿＿＿＿＿＿＿＿ mL
試料溶液の全量(V_2)＿＿＿＿＿＿＿＿＿＿ mL

$$ビタミン B_1 (\mu g/mL) = D \times \frac{t_2 - t_3}{t_1 - t_2} \times \frac{25}{5} \times \frac{V_2}{V_1} \times \frac{100}{s}$$

設問

1) 試料中のビタミンB_1の値を，成分表の値と比較して考察しなさい．

7.3 ビタミンB_2（リボフラビン）

ビタミンB_2は橙黄色で蛍光をもち，リボフラビンともよばれる．中酸性では熱にかなり安定であるが，アルカリ性下で光に当てるとルミフラビンに変化する．ルミフラビンは微量で強い黄緑色の蛍光を発し，酸性にするとクロロホルムに溶解する．これを利用して食品中のビタミンB_2を他の蛍光物質と分離して定量する方法をルミフラビン蛍光法という．

蛍光物質は蛍光灯や蛍光ペン，テレビのブラウン管などに利用されており，ホタルの光も蛍光物質によるものである．

ここでは，ビタミンB_2を比較的多く含む牛乳を試料として，日光照射によるB_2の変化を新鮮な牛乳と比較検討する．

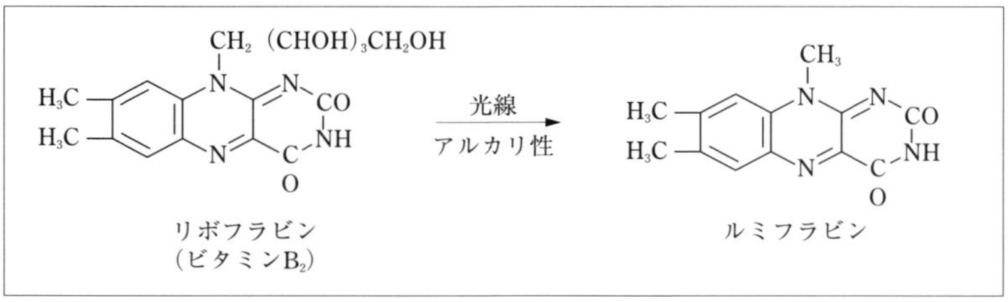

図7.5 ビタミンB_2の変化

実験　日光照射による牛乳の B_2 の変化

試　料

新鮮な牛乳，2時間ほど日光照射した牛乳

試　薬

5%酢酸，クロロホルム，1 M 水酸化ナトリウム，酢酸（特級），BCG 試験紙

器　具

共栓付試験管，蛍光灯，紫外線照射器，暗箱，めがね

操　作

1) 新鮮な牛乳および日光照射した牛乳をそれぞれビーカーに 15 mL ずつとる．
2) 水を加えて，2倍に希釈する．
3) 5%酢酸溶液を滴下し，BCG 試験紙を用いて pH を 4.4～4.5 に調整する．
4) 各々を沪紙を用いて沪過し，沪液を 10 mL ずつ別々の共栓付試験管にとる．
5) クロロホルム 5 mL を加え，縦に強く 10 回ふる（盲蛍光物質を除く）．
6) 試料層（上層）から 5 mL ずつ別々の共栓付試験管にとる．
7) 1 M 水酸化ナトリウム溶液を 1 mL ずつ加えよく混和したのち，15 分間蛍光灯を照射する．
8) 酢酸 1 mL ずつを加え，さらにクロロホルム 5 mL を加えて縦に強く 10 回ふる．
9) 遮光した箱または暗室で，紫外線を照射（p.70，図 4.2 参照）して下層のクロロホルム層の蛍光を観察する（紫外線は，目に有害であるから直接目に当てないように注意する必要がある．めがねを使用するとよい）．

結　果

蛍光の色調とその強さを観察して，新旧の牛乳を比較しなさい．

新鮮な牛乳　＿＿＿＿＿＿＿＿＿＿

日光照射した牛乳　＿＿＿＿＿＿＿＿＿＿

結果および計算

1) 日光照射によりビタミン B_2 は，どのように変化したと考えられるか．

7.4　ビタミン C（アスコルビン酸）

　ビタミン C は，アスコルビン酸ともよばれ生体内で種々の酸化還元反応に関与する．食品中では還元型のアスコルビン酸および酸化型のデヒドロアスコルビン酸として存在する．

　デヒドロアスコルビン酸はすみやかにビタミン C 効力を持たないジケトグロン酸へと変化する．

　食品中のビタミン C を定量する方法としては，アスコルビン酸がインドフェノールと反応することを利用したインドフェノール滴定法および比色法が一般に行われている．この方法は還元型ビタミン C の定量法であるが，あらかじめ硫化水素ガスなどを用いて酸化型をいったん還元型に変えたのち，総ビタミン C として定量し，差し引き計算により酸化型ビタミン C 量を求めることもできる．

　総ビタミン C 量を測定する方法としては，ヒドラジン比色法も行われる．この方法はアスコルビ

ン酸をデヒドロアスコルビン酸に変え，さらに2,3-ジケトグロン酸へと変化させて，2,4-ジニトロフェニルヒドラジン(DNP)と反応して生じる赤色のオサゾンを比色する．ヒドラジン比色法はインドフェノール法と異なり，SH基をもつ化合物の影響を受けない利点があるが，生理的に効果のない2,3-ジケトグロン酸の存在が定量値に影響を及ぼす．

実験　インドフェノール滴定法による還元型ビタミンCの定量

　還元型ビタミンC(アスコルビン酸)に紅色の2,6-ジクロルフェノールインドフェノールを作用させると，酸化還元反応により自らは酸化されデヒドロアスコルビン酸に変わるとともにインドフェノールを還元して無色の化合物に変える．

　この反応を利用して，試料より抽出したビタミンC液で色素液(酸化型インドフェノール)を滴定して還元型ビタミンC量を求める．

　ビタミンCは非常に酸化されやすく，空気中の酸素あるいは水に溶存する酸素により速やかに酸化される．特に中性，アルカリ性において著しく，酸性溶液中では比較的安定である．実験操作中の損失を防止するため，実験はメタリン酸溶液中で行う．メタリン酸の使用は，定量値に影響を及ぼすタンパク質の除去も兼ねている．

　実験に使用するインドフェノール溶液(色素液)は，保存中に変化しやすいため，試料の測定と同時に標準のアスコルビン酸標準溶液で検定する必要がある．検定に用いるアスコルビン酸標準溶液も変化を受けやすいので，その濃度をヨウ素酸カリウム標準溶液で滴定して求めておかなければならない．

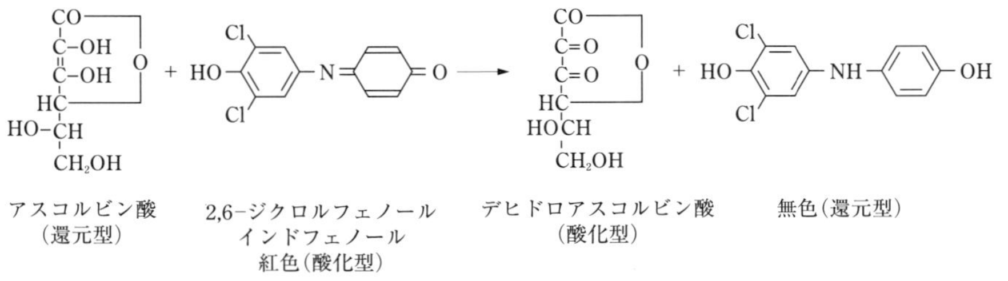

図7.6　インドフェノールによるビタミンCの変化

　以下，ダイコンを試料として，これに含まれる還元型ビタミンCの定量法について述べる．

　ビタミンCは，ニンジン，カボチャ，キュウリなどに含まれるアスコルビン酸酸化酵素により速やかに酸化分解される．このことを知るため，ニンジンを用いたもみじおろしによるダイコン中のビタミンCの変化についても同時に実験を行う．

試　料
　ダイコン，ニンジン

試　薬
　5%メタリン酸，2%メタリン酸：冷蔵庫で保存，室温では数日間しかもたない．

　0.2 mMヨウ素酸カリウム標準溶液：KIO_3 0.428 gを水に溶解し100 mLとした液を20 mM原液とし，

使用時に正確に100倍する．

6％ヨウ化カリウム溶液：使用時デンプンを加えたとき青色となってはならない．かっ色瓶に蓄える．

1％デンプン溶液：可溶性デンプン1gをとり，これに水約20 mLを加えて懸濁させる．別に約60 mLの水を沸騰させておき，これに懸濁液を流し込むとデンプンは速やかに溶解する．水を加えて100 mLとする．

アスコルビン酸標準溶液：アスコルビン酸結晶約4 mgを2％メタリン酸100 mLに溶解，冷蔵庫に保存．

インドフェノール色素溶液：2,6-ジクロルフェノールインドフェノール50～100 mgをn-ブタノール100 mLに溶解して沪過する．使用時に30～50倍に希釈して用いる．インドフェノールのナトリウム塩20 mgを直接水で希釈して600～700 mLとして用いてもよい．ブタノール溶液では安定であるが，希釈液は変化しやすいので使用時に調製する．

器　具

50 mL三角フラスコ，ビュレット，おろし金，50 mLビーカー，100 mLメスフラスコ，沪紙

操　作

アスコルビン酸標準溶液濃度の検定

1) アスコルビン酸標準溶液5 mLを50 mL容三角フラスコにとり，6％ヨウ化カリウム溶液0.5 mL，1％デンプン溶液数滴を加える．

2) 0.2 mMヨウ素酸カリウム標準溶液で滴定する．青色になった点を終点とする．

このとき反応式は次のようになる．

$$KIO_3 + 5\,KI + 6\,HPO_3 \longrightarrow 3\,I_2 + 6\,KPO_3 + 3\,H_2O$$

$$\underset{\text{アスコルビン酸}}{C_6H_8O_6 + I_2} \longrightarrow \underset{\text{デヒドロアスコルビン酸}}{C_6H_6O_6} + 2\,HI$$

0.2 mMヨウ素酸カリウム溶液1 mLは0.106 mgのアスコルビン酸に相当する．

色素溶液（インドフェノール溶液）の検定

3) 原液から希釈した色素溶液5 mLを50 mL容三角フラスコにとる．

4) ビュレットに入れたアスコルビン酸標準溶液を滴下する．インドフェノール溶液は中性，アルカリ性では青色を呈するが酸性では紅色となる．この紅色が消える点を終点とする．

試料溶液の調製

5) ダイコンをおろし金でおろし，この5.0 gをビーカーに秤り取る．別のビーカーに同じく5.0 gのダイコンおろしを秤り取っておく．

6) ニンジンをおろし，約3 gを一方のビーカーに加えガラス棒でよくかきまぜる．このとき水分が少ない場合は，試料が浸る程度に水を入れておく．5～10分間室温に放置して酵素反応を行わせる．液の温度（または室温）と放置時間を記録しておく．

7) 両方のビーカーに5％メタリン酸40 mLずつを加え，よくかきまぜてから沪過する．沪液は100 mL容メスフラスコに受ける．残渣を水で洗い，ビタミンCを完全に抽出する．沪液は合わせてそれぞれ100 mLとする．

滴定

8) 調製した試料をそれぞれ別のビュレットにいれ，一定量の色素液を 50 ～ 100 mL 容三角フラスコにとり，試料溶液で滴定する．色素溶液は，ダイコンのみの場合は 5.0 mL，ダイコンにニンジンを加えたほうは 1.0 mL 使用するとよい．

滴定は，色素溶液検定の場合と同様に行う．

結果および計算

アスコルビン酸標準溶液濃度

0.2 mM ヨウ素酸カリウム溶液滴定値(a)＿＿＿＿＿＿＿＿＿＿ mL

$$\text{アスコルビン酸標準溶液濃度}(b\ \text{mg\%}) = a \times \frac{1}{5} \times 10.6$$

色素溶液(インドフェノール溶液)の検定

アスコルビン酸標準溶液滴定値(c)＿＿＿＿＿＿＿＿＿＿ mL

$$\text{色素溶液 1 mL に対するアスコルビン酸量}(\text{mg}) = \frac{c}{5} \times b \times \frac{1}{100}$$

試料中の還元型ビタミン C 量

試料＿＿＿＿＿＿＿＿＿＿

試料の処理条件(酵素反応の条件)＿＿＿＿＿＿＿＿＿＿℃，＿＿＿＿＿＿＿＿＿＿分

試料採取量

①ダイコンのみの場合のダイコンの重さ(S_1)＿＿＿＿＿＿＿＿＿＿ g

②ダイコンにニンジンを加えた試料のダイコンのみの重さ(S_2)＿＿＿＿＿＿＿＿＿＿ g

ニンジンの添加量＿＿＿＿＿＿＿＿＿＿ g

試料溶液の滴定値

①ダイコンのみの場合(d_1)＿＿＿＿＿＿＿＿＿＿ mL

②ダイコン＋ニンジンの場合(d_2)＿＿＿＿＿＿＿＿＿＿ mL

$$\text{ダイコン中の還元型ビタミン C 量}(\text{mg\%}) = \frac{b \times c}{d_1} \times \frac{100}{s_1}$$

$$\text{ニンジンを加えた場合のダイコン中のビタミン C 量}(\text{mg\%}) = \frac{(b/5) \times c}{d_2} \times \frac{100}{s_2}$$

(色素溶液 1 mL を用いたとき)

ただし，ニンジン中の還元型ビタミン C は，アスコルビン酸オキシダーゼによりすべて変化しているものとして計算する．

設　問

1) ダイコン中のビタミン C 量を成分表の値と比較して，考察しなさい．
2) ニンジンを加えたとき，酵素により酸化された還元型ビタミン C の変化率(破壊率)および残存率を計算しなさい．

Chapter 8　色　　　素

　食品の色は食事を楽しくし，また食欲を起こさせるのに重要な因子のひとつである．

　色素成分はpH，加熱，光，酸化など，条件により色調が変化することが多く，調理あるいは食品加工の際十分に考慮する必要がある．

　色素成分を化学構造から分類すると，

1) クロロフィル(植物の緑色)，ヘム色素(肉，血液の赤色)
2) カロテノイド(動植物の黄，赤色)
3) フラボノイド(植物の無色，黄色)，アントシアニン(植物の赤，青，紫色)

などがあり，また食品が調理，加工によってかっ色に着色するいわゆるかっ変には，糖のカラメル化，アミノカルボニル反応，酸化酵素によるものなどがある．

実験 1　色素成分の分離

　カラムクロマトグラフィーにより緑葉野菜の色素成分を分離する．

　カラムクロマトグラフィーは，カラムに種々の吸着剤を詰め，適当な溶媒で展開すると，成分の吸着剤に対する吸着力や溶媒に対する溶解度の違いにより，混合していた成分が分離されてくるもので，イオン交換クロマトグラフィーなどがあり現在各種成分の分離に広く利用されている方法である．

試　料

　ホウレンソウ，パセリなど

試　薬

　酸化アルミニウム(アルミナ)，炭酸カルシウム，乳糖(結晶が粗い場合は乳鉢ですりつぶして使用)，無水硫酸ナトリウム，石油ベンジン，石油ベンジン–ベンゼン混液(9：1)，石油ベンジン–ベンゼン混液(4：1)，メタノール

器　具

　カラム(内径1 cm，長さ18 cm)，50 mLビーカー，脱脂綿，乳鉢，分液漏斗，アスピレーター

操　作

色素の抽出

1) ホウレンソウ約10 gを乳鉢でよくすりつぶし，石油ベンジン–ベンゼン混液(9：1) 30 mL，メタノール8 mLを加え，再度ゆっくりとすりつぶして色素を抽出する．
2) 乾燥沪紙で沪過し，沪液を分液漏斗(p.80)に移して水20 mLを加えてふりまぜる．静置して液を分離させた後，下層のメタノール層を除去する．メタノールの除去は3～4回繰り返す．
3) 上層(色素抽出液)を50 mLのビーカーにとり，固体無水硫酸ナトリウムを加えて脱水する．上

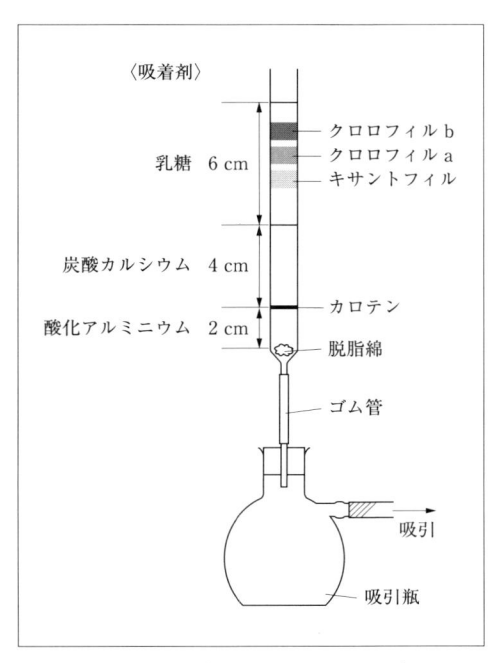

図8.1 ホウレンソウ色素のカラムクロマトグラフィー

澄液を試料液とする.

カラムクロマトグラフィー

4) カラムの下端に脱脂綿を詰め，机の上でトントンとたたきながら酸化アルミニウムを2 cm，炭酸カルシウムを4 cm，乳糖を6 cmの高さに重層する．
5) カラムの上端を乱さないように注意して，石油ベンジンを注入する．
6) アスピレーターでゆっくりと吸引し，カラムの3分の2程度の高さまで石油ベンジンで湿らす（この時，溶媒を切らして空気が入らないよう注意する）．
7) 吸引をいったん止め，上層の石油ベンジンを取り除く．
8) 試料液（色素抽出液）を5)と同様に注意して注入する．
9) ゆっくりと吸引し，色素をカラムに吸着させる．色素液がなくなった時は，石油ベンジン-ベンゼン混液（4：1）を流して展開させる．
10) 酸化アルミニウムの上端に赤いカロテンの色が現れたら，吸引を止めスケッチをする．

設　問

1) 各種吸着剤に対する物質の吸着，およびその溶出方法について考察しなさい．
2) 分離された色素のうち，ビタミン効力をもつものがある．どれか．また，どのようなビタミン効力であるか説明しなさい．

実験2　食品色素の性質

実験2-a　クロロフィル

クロロフィルはアルカリ性で安定な緑色のクロロフィリンになるが，酸性ではMgがHと置き換わってかっ色のフェオフィチンになる．またMgがCuで置き換わった銅クロロフィリンは不溶性の安定した鮮緑色を与える．

試　料
緑葉野菜

試　薬
0.01％酢酸，0.5％炭酸水素ナトリウム溶液，0.05％硫酸銅溶液

器　具
試験管（4本）

操作および結果
緑葉野菜をちぎって試験管に入れ，それぞれ次の各液を約5 mL加えて約10〜15分間沸騰させ，溶液の色ではなく葉色の変化を観察し，比較する．

1) 水　＿＿＿＿＿＿＿＿＿＿
2) 0.01％酢酸　＿＿＿＿＿＿＿＿＿＿
3) 0.5％炭酸水素ナトリウム溶液　＿＿＿＿＿＿＿＿＿＿
4) 0.05％硫酸銅溶液　＿＿＿＿＿＿＿＿＿＿

実験2-b　ヘム色素（ミオグロビン）

肉の赤色色素ミオグロビンは，空気の酸素と結合して鮮赤色のオキシミオグロビンとなるが，空気に長くふれるとかっ色のメトミオグロビンとなる．またミオグロビンは亜硝酸と反応して色があざやかで安定したニトロソミオグロビンになる．

試　料
肉

試　薬
亜硝酸カリウム，アスコルビン酸

器　具
試験管（3本），乳鉢

操作および結果
肉約10 gに水10 mLを加え，乳鉢で圧さくして肉汁をとり，肉汁を3本の試験管に分注し，次の各処理を行い，色を比較する．

1) そのまま室温に放置する　＿＿＿＿＿＿＿＿＿＿
2) 加熱する　＿＿＿＿＿＿＿＿＿＿
3) 亜硝酸カリウムとアスコルビン酸を，それぞれ0.02 g〜0.05 g（ミクロスパーテル約1杯）加える　＿＿＿＿＿＿＿＿＿＿

実験 2-c　アントシアニン

アントシアニンのpHによる変化はあざやかで，酸性（赤）→中性（紫）→アルカリ性（青）と変化する．また鉄，アルミニウムなどと安定な錯塩をつくる．

試　料

ナスの果皮

試　薬

1%塩酸性メタノール，5%炭酸水素ナトリウム溶液

器　具

試験管（3本），pH試験紙

操作および結果

1) ナスの皮を1 cm程度の長さにちぎり，50～100 mLのビーカーに入れて1%塩酸性メタノール10 mLを加える．ガラス棒でかきまぜながら10～15分間放置し，色素を抽出する．
2) 色素抽出液約2 mLを3本の試験管にとる．
3) 1本の試験管に5%炭酸水素ナトリウムを滴下し，色の変化を観察する．紫色を通り過ぎて青色になるまで入れる（入れすぎると色が消えるので注意を要する）．
4) もう1本の試験管に5%炭酸水素ナトリウムを加え，紫色になったところで止める．
5) 3本の試験管の色調を比較し，記録する．
6) ユニバーサルpH試験紙を用いてpHを測定する．

   1) 赤　pH _____
   2) 紫　pH _____
   3) 青　pH _____

実験 2-d　タンニン

タンニンは植物界に広く分布し，鉄が存在すると結合して黒変する．タンパク質，アルカロイド，金属イオンと強く結合して，難溶性の塩を形成する水溶性化合物の総称である．茶葉には，エピガロカテキンなどのタンニンが含まれる．

試　料

茶葉

試　薬

1%硫酸鉄（Ⅲ）溶液

器　具

50 mLビーカー，試験管（2本）

操作および結果

50 mL容ビーカーに茶葉約2 gをとり，水約20 mLを加え，三脚に乗せて直火で加熱し，タンニンを浸出する．浸出液2 mLを試験管に分注して次の各処理を行い，色の変化を観察する．

   1) そのまま室温に放置する _____
   2) 1%硫酸鉄（Ⅲ）溶液を加える _____

実験3 かっ変

実験3-a 非酵素的かっ変（カラメル化）

糖を加熱していくと分解して赤かっ色に変色していく．この変化をカラメル化といい，できた物質をカラメルという．これは糖が脱水によって重合し，複雑な着色物質を生じるためである．

試 料

ショ糖

操作および結果

ショ糖約 0.5 g を試験管にとり，加熱して香り，色の変化をみる．

実験3-b 非酵素的かっ変（アミノカルボニル反応）

アミノ基をもつ化合物（アミノ酸，タンパク質など）と，カルボニル基をもつ化合物（糖など）とが結合してかっ色物質（メラノイジン）を生成する反応である．pH，温度，反応物質の種類などで反応は影響を受ける．

試 薬

5％ブドウ糖溶液（pH 3.0 および pH 8.0）：ブドウ糖 5 g を 0.1 M 酢酸緩衝液（pH 3.0）および 0.1 M リン酸緩衝液（pH 8.0）に溶かし 100 mL とする．

5％グリシン溶液（pH 3.0 および pH 8.0）：上と同様に調製する．

器 具

試験管（6 本）

操作および結果

1) 2 種類の pH について，次の各溶液をとり，約 15 〜 20 分間加熱し色を比較する．
2) かっ変した溶液の組成からアミノカルボニル反応の条件を確認する．

	pH 3.0	pH 8.0
① 5％ブドウ糖溶液 2 mL		
② 5％グリシン溶液 2 mL		
③ 5％ブドウ糖溶液 1 mL ＋ 5％グリシン溶液 1 mL		

実験3-c 酵素的かっ変

リンゴ，ナシ，ジャガイモなどの切口を空気にさらしておくと，やがてかっ変する．これは酸化酵素によって，チロシンやポリフェノール化合物などが酸化され，かっ色物質を生じたためで，酸化反応を押えるか酵素を失活させるとこのかっ変を押えることができる．リンゴにはポリフェノール化合物としてクロロゲン酸が含まれ，ポリフェノールオキシダーゼが酸化酵素として働く．酵素反応は，酵素の触媒作用により基質が変化することを確認し，温度や pH が反応に影響することを学ぶ．

試 料

リンゴ

試　薬
　　5%塩化ナトリウム溶液，5%酢酸，5%炭酸水素ナトリウム溶液，5%アスコルビン酸溶液
器　具
　　試験管(7本)
操作および結果
　　あらかじめ下記の試験管を準備し(溶液はリンゴが浸る程度)，リンゴ1/6個をすりおろして直ちに次の各処理を行い，着色状態を観察して比較検討する．
　　1) そのまま放置する　＿＿＿＿＿＿＿＿＿＿＿
　　2) 加熱する　＿＿＿＿＿＿＿＿＿＿＿
　　3) 5%塩化ナトリウム溶液を加える　＿＿＿＿＿＿＿＿＿＿＿
　　4) 放置してかっ変したものに，5%塩化ナトリウム溶液を加える　＿＿＿＿＿＿＿＿＿＿＿
　　5) 5%酢酸を加える　＿＿＿＿＿＿＿＿＿＿＿
　　6) 5%炭酸水素ナトリウム溶液を加える　＿＿＿＿＿＿＿＿＿＿＿
　　7) 5%アスコルビン酸溶液を加える　＿＿＿＿＿＿＿＿＿＿＿
設　問
　　1) 結果から酵素によるかっ変がそれぞれどのような影響を受けたか，説明しなさい．

Chapter 9 牛乳に関する実験

牛乳は，栄養的に最も優れた食品のひとつとして古くから種々の形に加工され，広く利用されている．

牛乳および乳製品の検査は，各種食品のうちでも最も厳しいものであり，種々の検査が実施され，規格基準が示されている．日本農林規格(JAS)や厚生労働省令などに基づいて一般に行われている検査は，表9.1に示すようなものである．

このうち乳脂肪分，無脂乳固形分，比重，酸度の測定およびアルコール試験について述べる．細菌数および大腸菌検査は，食品衛生上特に重要な項目であり，食品衛生法に基づいた検査が実施されているが，ここでは省略する．

表9.1 牛乳および乳製品の成分規格

乳の種類＼検査	無脂乳固型分 (%)	乳脂肪分 (%)	比重 (15℃において)	酸度 (乳酸として%)	細菌数 (1 mL 中)	大腸菌群
生乳	—	—	1.028〜1.034	0.18以下 (0.20以下)*	400万以下	—
牛乳	8.0以上	3.0以上	1.028〜1.034	0.18以下 (0.20以下)*	5万以下	陰性
特別牛乳	8.5以上	3.3以上	1.028〜1.034	0.17以下 (0.19以下)*	3万以下	陰性
加工乳	8.0以上	3.0以上	1.028〜1.034	0.18以下 (0.20以下)*	5万以下	陰性

＊ ジャージー種の牛の乳のみを原料とするもの

実験1 比重

牛乳の比重は，溶存する種々の成分の濃度を反映するものであるから，品質を知るための指標としてこれを測定し，規格に合致するかどうかを調べる．

測定は，ラクトメーター(乳ちょう計)とよばれる牛乳用比重計を用い，測定時の値を15℃の比重に換算して表す(p.137，付表4参照)．

試 料
牛乳(市販の牛乳)
器 具
牛乳用比重計：比重1.015〜1.045が測定できるもの，100〜200 mL メスシリンダー

操 作

1) 100〜200 mL のメスシリンダーに牛乳を入れ，牛乳用比重計を気泡が付着しないように静かに入れ，メニスカス上端の目盛りを読む．目盛りは，1.0 を省略して 15〜45 の数値で示されていることがある．
2) 同時に試料の温度を測定する．実験は，10〜20℃で行うとよい．
3) 補正表(付表 4)を用いて 15℃の値に換算する．簡便には，15℃の上下 1℃ごとの読み取り数の 0.2，すなわち 0.0002 を増減してもよい．

結 果

試料名＿＿＿＿＿＿＿＿＿＿＿＿＿＿

試料の温度(℃)＿＿＿＿＿＿＿＿＿＿＿

試料の比重＿＿＿＿＿＿＿＿＿＿＿＿＿

15℃における比重＿＿＿＿＿＿＿＿＿＿

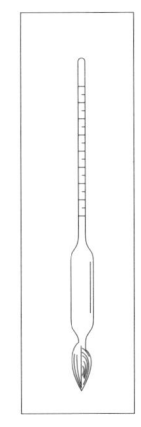

図 9.1 牛乳用比重計（乳ちょう計）

実験 2　酸度

牛乳が古くなると乳酸発酵が進み，酸度(acidity)が上昇する．また，乳酸飲料や乳酸菌飲料では，乳酸菌を用いて，牛乳中の乳糖を乳酸に変えて利用する．酸度や乳酸量は，規定のアルカリで滴定し，試料中の乳酸％として表す．厚生労働省の乳及び乳製品の成分規格等に関する省令(乳等省令)では牛乳の酸度は 0.18％以下(ジャージー種は 0.20％以下)と規定されている．

試 料

牛乳(市販の牛乳)，乳酸飲料，ヨーグルトなど

試 薬

1％フェノールフタレイン溶液

0.1 M 水酸化ナトリウム溶液：力価を測定しておく

器 具

メスシリンダー，牛乳用比重計，10 mL ホールピペット，100 mL 三角フラスコ，ビュレット

操 作

1) 牛乳を 100〜200 mL メスシリンダーに入れ，牛乳用比重計で比重を測定する．
2) 牛乳 10.0 mL をホールピペットで 100 mL 容三角フラスコに正確にとる．ヨーグルトなど固形の試料の場合は，約 10 g 相当の量をビーカーにとり，精秤しておく．
3) 二酸化炭素を含まない水(一度煮沸して冷やしたもの)を同量加えて希釈し，フェノールフタレイン指示薬を 1〜2 滴加える．固形試料の場合は，ガラス棒でよくかきまぜかたまりをこわしたのち，水を加えて希釈する．
4) 0.1 M 水酸化ナトリウム溶液を用いて滴定する．30 秒間紅色の消えない点を終点とする．

結果および計算

試料名＿＿＿＿＿＿＿＿＿＿＿＿＿＿

試料の採取量(s)＿＿＿＿＿＿＿＿＿＿mL(g)

試料の比重(d)＿＿＿＿＿＿＿＿＿＿＿

9　牛乳に関する実験

0.1 M 水酸化ナトリウム溶液の滴定値(a) _____ mL

0.1 M 水酸化ナトリウム溶液の力価(f) _____

0.1 M 水酸化ナトリウム溶液 1 mL に相当する乳酸量(b)：0.009 g

$$乳酸\% = \frac{a \times f \times b}{s \times d} \times 100 \text{（液体試料の場合）}$$

$$= \frac{a \times f \times b}{s} \times 100 \text{（固形試料の場合）}$$

実験2-a　酸度の簡易測定法（アルコール試験）

　牛乳の酸度の上昇を簡単に判別する方法で，等量の70％アルコールの添加で牛乳が凝固するかどうかで判断する．この試験は市販の牛乳や加工原料乳の検査によく用いられるが，普通酸度0.21以上の場合，凝固するといわれている．ただし酸度が低いにもかかわらず凝固する場合がある．これはカルシウムおよびマグネシウムが多く，リン酸やクエン酸含有量が少ない場合や，乳房炎にかかった牛の乳汁の場合である．

試　薬
70％エタノール溶液

操　作
1) 牛乳を適当量（10～50 mL）三角フラスコにとり，これに等容量の70％エタノール溶液を加えてふりまぜる．
2) 酸度の高い牛乳の場合は，凝固物ができる．

結　果
凝固するか否かで牛乳の新旧を判定しなさい．

実験3　乳脂肪：レーゼ・ゴットリーブ法

　牛乳や乳製品中の脂肪含有量は，製品の品質に影響を及ぼすため一定の基準に規格化されている．乳脂肪（lipid, fat）含有量の測定には，レーゼ・ゴットリーブ法（Röse-Gottlieb's method）やゲルベル法（Gerber's method），バブコック法（Babcock's method）などがある．このうちレーゼ・ゴットリーブ法は，FAO/WHOの乳および乳製品基本法ならびに関連規格検査法，国際酪農連盟（IDF）において国際基準法として，AOAC（Association of Official Analytical Chemist）においては公定分析法として採択されている．ここでは，レーゼ・ゴットリーブ法による牛乳（市乳）の脂肪分析法について述べる．

　レーゼ・ゴットリーブ法は，牛乳中の脂肪球を保護しているタンパク質やリン脂質などの脂肪球膜をアンモニアにより分散させ，遊離した脂肪球をエチルエーテルおよび石油エーテルで抽出し，溶媒を留去したのち，残留物の重量を測定することに基づいている．

試　料
牛乳（市販の牛乳）

試　薬
アンモニア溶液：約25％（比重約0.91）以上のもの，エタノール，石油エーテル

エチルエーテル：過酸化物を含まないもの

器　具

レーリッヒ管，150～250 mL 容平底フラスコ，電気定温乾燥器（図 10.3），恒温水そう

操　作

1) 牛乳用比重計を用いて試料（牛乳）の比重を計る．
2) 牛乳 10.0 mL をホールピペットでレーリッヒ管にとり，これに 25％アンモニア水 1.5 mL を加えてよく混合する．
3) エタノール 10 mL を加え，栓をしてよくまぜる．
4) エチルエーテル 25 mL を加え栓をして軽くふって混和したのち，栓をゆっくりまわしてエーテルガスを抜く．再び栓をし，上下を逆さにして 1 分間激しくふりまぜる．注意しながら栓をずらして，エーテルガスを抜く．
5) 石油エーテル 25 mL を栓および抽出管の内側を洗いながら加える．再び栓をして同様に 30 秒間はげしくふりまぜる．
6) ガス抜きをしてから栓を取り，上層が透明になり水層と分離するまで静置する．
7) エチルエーテルと石油エーテルの等量混合液数 mL で栓と抽出管の内側を洗う．
8) 容器を傾けて，上澄み液（抽出液層）をあらかじめ恒量にしたフラスコに移す．
9) エチルエーテル，石油エーテル等量混合液 30 mL を用いて，再抽出を 2 回繰り返し，抽出液は最初の液と合わせる．
10) フラスコ中の溶媒を約 75℃ に加温して蒸発させる（このときエーテルガスに引火しないよう特に注意する）．
11) 溶媒がほとんど蒸発したら，102℃±2℃ の乾燥器に入れ，1 時間乾燥させる．デシケーター中で室温まで冷却したのち，秤量する．
12) 乾燥，冷却，秤量を繰り返し恒量値を求める．

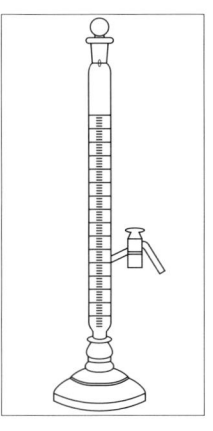

図 9.2　レーリッヒ管

結果および計算

試料＿＿＿＿＿＿＿＿＿＿＿＿＿

試料の比重（d）＿＿＿＿＿＿＿＿＿＿＿＿

試料採取量（s）＿＿＿＿＿＿＿＿＿＿＿mL

空フラスコの重量（M_1）＿＿＿＿＿＿＿＿＿＿g

抽出後のフラスコの重量（M_2）＿＿＿＿＿＿＿＿＿g

$$牛乳の脂肪含有量（\%）＝\frac{M_2－M_1}{s×d}×100$$

設　問

1) 牛乳中の脂肪量を成分表または規格値と比較して考察しなさい．
2) 牛乳の脂肪含有量の計算式で $1/d$（比重）をかけない $(M_2－M_1)/s×100$ は何を表すか．

実験4　無脂乳固形分

試料より水分を常圧乾燥法で除き，残渣の重量を秤量して総固形分とする．これより，別法で求めた脂肪分を差し引いて無脂乳固形分とする(AOAC法)．

器　具
蒸発皿：平底で直径5 cm以上，重量約5 gのものを用いる，電気定温乾燥器，デシケーター

操　作
1) 蒸発皿をあらかじめ90～100℃で加熱し，デシケーターで放冷後，秤量して恒量値を求める．
2) 皿に2.5～3 gの牛乳を正確に秤り込む．これを沸騰湯浴上で10～15分間加熱する．
3) 98～100℃の乾燥器に入れ，3時間加熱する．
4) デシケーターで放冷後，秤量する．

結果および計算
試料＿＿＿＿＿＿＿＿＿＿＿＿

蒸発皿重量(恒量)(M_0)＿＿＿＿＿＿＿＿＿＿＿＿ g

蒸発皿＋試料の重量(M_1)＿＿＿＿＿＿＿＿＿＿＿＿ g

乾燥後の蒸発皿＋試料の重量(M_2)＿＿＿＿＿＿＿＿＿＿＿＿ g

$$乳固形分\% = \frac{M_2 - M_0}{M_1 - M_0} \times 100$$

設　問
1) 得られた値を成分表または規格値と比較し，考察しなさい．

結果のまとめ
得られた実験の結果をまとめる．

試料	無脂乳固形分 (％)	乳脂肪分 (％)	比重 (15℃)	酸度 (乳酸として)

設　問
1) 得られた結果を規格値と比較して試料牛乳の品質について考察しなさい．

Chapter 10 食品成分の一般分析

食品を構成している成分は，図 10.1 のように表すことができる．

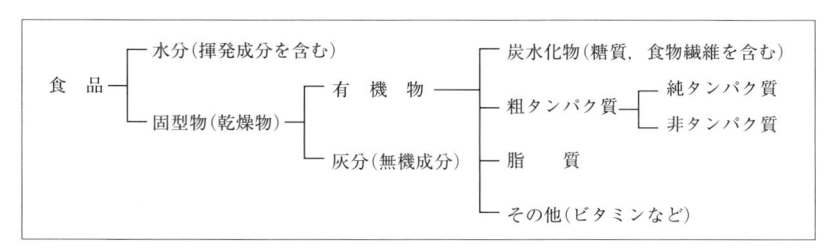

```
食品 ─┬─ 水分(揮発成分を含む)
      └─ 固型物(乾燥物) ─┬─ 有機物 ─┬─ 炭水化物(糖質，食物繊維を含む)
                          │          ├─ 粗タンパク質 ─┬─ 純タンパク質
                          │          │                └─ 非タンパク質
                          │          ├─ 脂質
                          │          └─ その他(ビタミンなど)
                          └─ 灰分(無機成分)
```

図 10.1 食品の構成成分

これらの成分のうち水分，灰分，タンパク質，脂質，炭水化物を一般成分とよぶ．灰分を構成する無機成分のうちナトリウム，カリウム，カルシウム，マグネシウム，リン，鉄，亜鉛，銅，マンガンなどは，微量成分としてそれらの含有量が個別に測定され，食品成分表などに収載されている．その他の成分のうち，特にビタミンは栄養素として重要な成分であるので，レチノール(ビタミン A)，カルシフェロール(ビタミン D)，トコフェロール(ビタミン E)，ビタミン K，チアミン(ビタミン B_1)，リボフラビン(ビタミン B_2)，ナイアシン，ビタミン B_6，B_{12}，葉酸，パントテン酸，アスコルビン酸(ビタミン C)などが，前に述べた方法などによって測定され，同じく成分表などに記載されている．

食品の一般成分や微量成分の測定には，各食品の特性に応じた方法が選択されている．

一般成分の分析には，一般的に水分は加熱乾燥法，灰分は乾式灰化法，タンパク質はケルダール法による窒素定量法，脂肪はソックスレー法または酸分解法によるエーテル抽出法などが用いられる．炭水化物はこれらの定量値を 100%から差し引いて求められる．各種の無機成分やビタミンは，それぞれ特定の方法で測定がなされる．

10.1 分析試料の調製

食品の分析に通常用いられる試料の量は，1〜10 g 程度である．それに対して分析に供される食品の大きさはこれを超える場合が多い．そのため測定に際しては，その目的をよく考えて分析試料の調製を行わなければならない．

たとえば，ダイコンを試料とした場合，分析の目的がある部位の値を求めるのか，全体の平均値を求めたいのかで，試料の取り扱いが変わってくる．全体の平均値であっても，葉部を含むのか根の部分のみであるのかも考慮する必要がある．

水分や脂肪分を多く含む試料の場合は，あらかじめ乾燥や脱脂を行って，粉末試料として取り扱うことも行われる．粉末試料の場合もできるだけ均一にし，四分法(図10.2)を採用して分析に用いる量にまで減量する必要がある．

　食品は，品種や栽培条件，季節，貯蔵条件などさまざまな条件で，その成分値が異なってくる．分析に供する試料については，これらの条件をできるだけ詳しく調べておくことも大切である．なお，実際に分析して得られた値は，食品成分表の値とは必ずしも一致しないことも認識しておかなければならない．

10.2　水分

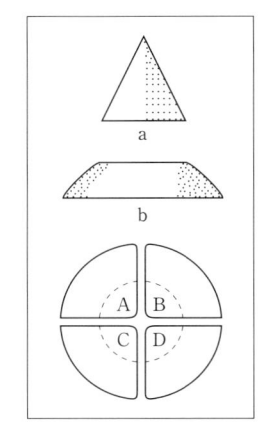

図 10.2　四分法

　食品には水分(water, moisture)が一般的に多く含まれ，特に生鮮食料品においてはその含有量が多い(表10.1)．

　食品中の水分はまた，保水性と関連して食品の物性を支配しているだけでなく，その貯蔵性や加工特性にも関連している．水分は，食品中の種々の成分の変化，すなわち腐敗，熟成，かっ変などの要因ともなる．そのため食品の貯蔵中の変化を防止する目的で，水分量を減らすことが古くから行われている．

　水分定量法としては，常圧あるいは減圧下における加熱乾燥法，蒸留法，電気的測定法，カールフィッシャー法による化学的測定法などが行われるが，それぞれ，特定の試料や目的に応じて適用されている．このうち常圧加熱乾燥法がもっとも一般的である．

表 10.1　主要食品の水分含量(%)

穀　類	13～15	豆　腐	88～90	牛　乳	89
豆	13～16	み　そ	48～50	野　菜	90～96
パ　ン	30～37	魚	70～80	果　実	76～89
うどん	72	獣　肉	60～70		
飯	65	鶏　卵	75		

実験　常圧加熱乾燥法

　1気圧のもとで，水は100℃で気化する．このことを利用して食品を100～130℃の空気浴中で加熱し，減少した重量をもって水分量とする．加熱により，変化を受けやすい成分を多く含む食品においては，減圧下で100℃以下の温度で加熱して測定する．一般的には，100～105℃での加熱乾燥法が適用される．加熱により，香気成分なども失われるが，蒸発する成分のうち水分が圧倒的に多いので，一般分析では乾燥により失われる成分を水分と定義している．

器　具

電気定温乾燥器(図10.3)，デシケーター(図10.4)，秤量容器(アルミニウム製秤量皿またはガラス製秤量瓶)，電子分析てんびん

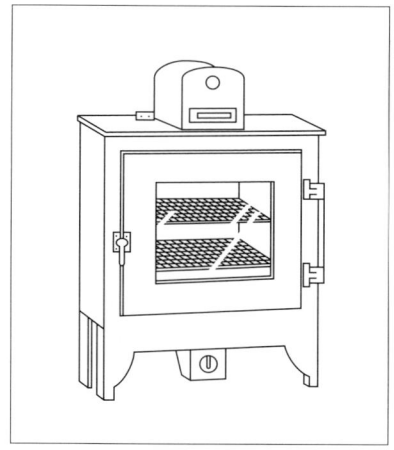

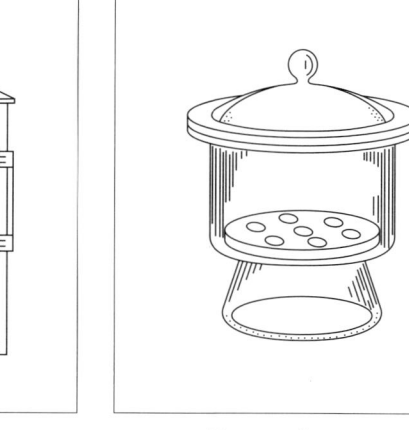

図 10.3　電気定温乾燥器　　　　図 10.4　デシケーター

操　作

1) よく洗った秤量容器を 105℃の空気浴中で 1～2 時間乾燥し，シリカゲルを入れたデシケーター中で放冷（30 分以上）して室温にもどし，秤量する．これを繰り返し，重量が一定になったらこれを恒量値とする．
2) 秤量容器に試料（3～5 g）を量り取る．
3) 秤量容器のふたをずらして，105℃の乾燥器で一定時間（1～2 時間）乾燥後，デシケーター中で放冷する．秤量したのち，再び加熱し，放冷，秤量を繰り返す．恒量に達したときの重量を無水物重量とする．

結　果

試料＿＿＿＿＿＿＿＿＿＿
試料の調製条件その他＿＿＿＿＿＿＿＿＿＿
容器の重量（恒量）(w_0)＿＿＿＿＿＿＿＿＿＿ g
容器＋試料の重量（w_1）＿＿＿＿＿＿＿＿＿＿ g
乾燥後の試料＋容器の重量（恒量）（w_2）＿＿＿＿＿＿＿＿＿＿ g

$$水分含量(\%) = \frac{w_1 - w_2}{w_1 - w_0} \times 100$$

10.3　タンパク質

　タンパク質（protein）の定量法は，血液タンパク質など水または適当な溶媒に可溶性のタンパク質の場合には，多くの方法があり臨床面などで利用されている．一方，食品の場合その種類は多岐にわたっており，各種食品のタンパク質に共通して適用できる方法は限られており，古くから窒素（N）を定量してタンパク質量に換算するケルダール窒素定量法が用いられてきた．ケルダール法については第 5 章で述べたが，ここでは現在日本食品標準成分表の作成など，また AOAC 公定法として用いら

れている改良ケルダール法について述べる．

実験　改良ケルダール法

　食品成分を硫酸で分解し，N をアンモニア（NH_3）の形で捕捉して定量する方法がケルダール法であるが，分解に際して精度を高めるため二酸化チタンと硫酸銅を併用した方法が改良ケルダール法である．改良ケルダール法は，分解後簡易な装置で蒸留できる利点も有している．また留出されるアンモニアをホウ酸溶液中に捕捉し，酸標準溶液で直接滴定する点も従来の方法と異なっている．

$$\text{タンパク質} \xrightarrow[H_2SO_4]{\text{分解}} (NH_4)_2SO_4 + CO_2 + H_2O$$

$$(NH_4)_2SO_4 \xrightarrow{NaOH} NH_3 \text{（水に溶解したとき } NH_4OH\text{）} + Na_2SO_4$$
$$3\,NH_4OH + H_3BO_3 \longrightarrow (NH_4)_3BO_3 + 3\,H_2O$$
$$(NH_4)_3BO_3 + 3\,HCl \longrightarrow 3\,NH_4Cl + H_3BO_3$$

試　料
　タンパク質含量が 5～20% の一般の食品の場合，0.5～3 g（N 量にして 15～25 mg）を用いる．

試　薬
　濃硫酸，硫酸カリウム（粉末），二酸化チタン，硫酸銅（$CuSO_4 \cdot 5H_2O$），砂状亜鉛．
　水酸化ナトリウム溶液：水酸化ナトリウム 450 g を水に溶かし 1 L とする．
　4% ホウ酸溶液：ホウ酸 40 g に 960 mL の水を加えて加温溶解する．
　混合指示薬：0.1% メチルレッドと 0.2% ブロムクレゾールグリーンの 95% エタノール溶液を 2：1 の割合で混合する．
　ショ糖：純度の高い試薬または市販の精製ザラメを用いる．
　酸標準溶液：0.1 M 塩酸または 0.05 M 硫酸溶液．力価を測定しておく．

器具および装置
　分解用加熱装置，ビュレット
　ケルダール分解フラスコ：500 mL または 1 L
　アンモニア蒸留装置：図 10.5 のように組み立てるか，パルナスの窒素蒸留装置（p.89）を用いる．

操　作

分解
1) 試料 0.5～3.0 g（N にして 15～25 mg）を分解フラスコに秤り取る（薬包紙にくるんで入れてもよい．このときは空試験にも薬包紙を入れる）．
2) 硫酸カリウム 15 g，二酸化チタン 0.5 g，硫酸銅 0.5 g を加え，沸石 5～6 粒を加えてから濃硫酸 25 mL を流し込みゆるやかにふりまぜる．
3) 分解用加熱装置で加熱する．
4) フラスコ内の溶液が透明になり，青色になってからさらに 30～60 分間加熱する．

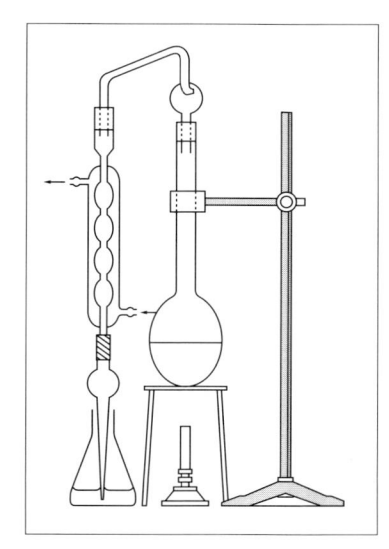

図 10.5 アンモニア蒸留装置

蒸留

5) 冷却後，水 200 mL を静かに加え室温にまで冷却したのち，少量（耳かき 1 杯程度）の砂状亜鉛を加えてから中和用水酸化ナトリウム溶液 70 mL を静かに加える（このときふりまぜない）．

6) アンモニア蒸留装置に装着する．

7) 4%ホウ酸溶液 50 mL をメスシリンダーで三角フラスコに秤り取り，蒸留装置の出口に装着する（このとき出口が溶液に浸っていることを確認する）．

8) 分解フラスコを揺り動かして内容物を混合し，30 分間加熱蒸留する．留液が 100 mL 以上となったら液面を蒸留装置の出口から離し，さらに 20〜50 mL 留出する．

滴定

9) 混合指示薬 5〜6 滴を加え，0.1 M 塩酸または 0.05 M 硫酸溶液で滴定する．青→青緑色→無色（濁り）→桃色になった点を終点とする．

10) ショ糖を試料と同量採取し，分解，蒸留，滴定して空試験とする．

結果および計算

試料＿＿＿＿＿＿＿＿＿＿＿＿＿＿

試料の重量(s)＿＿＿＿＿＿＿＿＿＿＿＿ g

本試験の滴定値(a)＿＿＿＿＿＿＿＿＿＿ mL

空試験の滴定値(b)＿＿＿＿＿＿＿＿＿＿ mL

酸標準溶液の力価(f)＿＿＿＿＿＿＿＿＿＿

$$窒素(\%) = \frac{(a-b) \times f \times 0.0014}{s} \times 100$$

ただし　0.0014：酸標準溶液($f = 1.000$) 1 mL に相当する窒素量(g)

$$タンパク質(\%) = N \times 窒素-タンパク質換算係数^*$$

＊ p.138，付表 5 参照

10.3　タンパク質

設 問
1) 食品の種類により，窒素-タンパク質換算係数が異なる理由を述べよ．
2) 係数 6.25 は何を意味しているか．
3) 得られた値を成分表と比較して考察しなさい．

10.4 脂質

脂質(lipid)の定量法は，各食品に適応した方法が採用されている．すなわち，乳および乳製品については前述のレーゼ・ゴットリーブ法，大豆製品などにおいてはクロロホルム・メタノール改良抽出法，穀類においては酸分解法，魚肉や畜肉など一般の食品ではエーテル抽出法に基づくソックスレー法である．いずれもその食品の特性に応じもっとも効率よい抽出法が選択されている．酸分解法は試料を酸でいったん処理したのち，エーテルで抽出する方法で，基本的にはソックスレー法とほぼ同様の方法である．ここでは，一般的な食品に適用されるエーテル抽出法に基づくソックスレー法（Soxhlet's method）について述べる．

実験　ソックスレー法

試薬および器具

ジエチルエーテル，円筒沪紙，ソックスレー脂肪抽出器，脂肪定量用電気加温装置，デシケーター，電気定温乾燥器

操　作

1) ソックスレー脂肪抽出装置の受器をよく洗い 105℃ で 1 〜 2 時間加熱乾燥し，デシケーター中で放冷後秤量する．これを繰り返し，恒量値を求めておく．
2) 乳鉢でよく粉砕した試料 2 〜 10 g を精秤し，円筒沪紙に入れる．水分の多い試料の場合は，円筒沪紙をビーカーに入れ 90 〜 100℃ で乾燥する．このとき水分は完全にとばさなくてよい．脂肪が沪紙からにじみ出た場合は，エーテルをしみ込ませた脱脂綿でよくふきとり脱脂綿ごと円筒沪紙に入れる．
3) 円筒沪紙の口に脱脂綿を詰め試料がこぼれないようにしてから，ソックスレー脂肪抽出器の抽出管に装着する．
4) 恒量にした受器を装着し，冷却管と抽出管のすりあわせをはずしてジエチルエーテルを注入する．溶媒は，サイホンの上端に達して受器中に落ちるまで入れる．少し余分に入れておく．
5) 冷却管を装着し，冷却水を流しながら電気加温装置のスイッチを入れ，50 〜 60℃ で 8 時間以上抽出する．
6) 抽出終了後，受器中のジエチルエーテルをできるだけ抽出管に移してから受器を取り外す．受

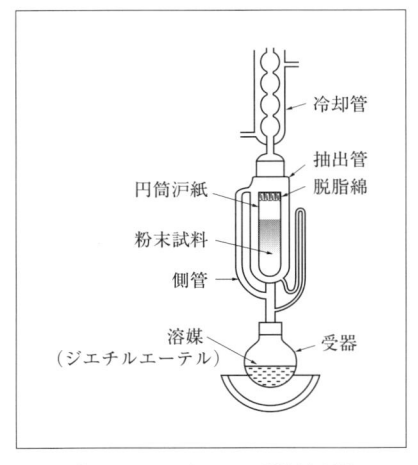

図 10.6　ソックスレー脂肪抽出器

器中のジエチルエーテルは 50 ～ 60℃の温浴中でにおいのしなくなるまで蒸発させて除く（このとき火気に注意する）．

7) 受器の外側をガーゼでふいて 100℃の乾燥器に入れ 1 時間乾燥させる．その後デシケーター中で放冷し秤量する．再び加熱し，放冷，秤量を繰り返して恒量値を求める．

結果および計算

試料＿＿＿＿＿＿＿＿＿＿＿＿＿

試料の重量(s)＿＿＿＿＿＿＿＿＿＿＿＿ g

ソックスレー受器の重量(恒量)(w_0)＿＿＿＿＿＿＿＿＿＿＿＿ g

脂肪抽出後の受器＋脂肪重量(恒量)(w_1)＿＿＿＿＿＿＿＿＿＿＿＿ g

$$試料中の脂肪含量(\%) = \frac{w_1 - w_0}{s} \times 100$$

10.5 灰分

灰分(ash)は，食品を強熱灰化し，有機成分を分解して水や二酸化炭素などとして揮発させて灰として残る成分をいう．灰分は無機成分の総量と考えられるが，厳密には必ずしも一致しない．

550 ～ 600℃で完全に灰化させたものを普通灰分とよんでいるが，この灰化法を直接灰化法という．灰化して得られた灰分中の個々の無機成分の測定法については，6 章無機質を参考とされたい．

実験　直接灰化法

器　具
25 mL 容程度の磁製るつぼ，電気マッフル炉（ない場合は，バーナーでもよい），デシケーター

操　作
1) るつぼを洗浄したのち，電気炉またはバーナーで 600℃以上に 1 ～ 2 時間加熱し，デシケーター中で室温まで放冷する（30 分以上）．その後秤量し，再び加熱秤量を繰り返して恒量値を求める．
2) 恒量になった容器に試料 2 ～ 5 g を正確に秤り込む．
3) これを 550℃の電気炉またはバーナーで灰化する．最初はできるだけ小火で加熱し，試料が灰化したら徐々に火を強くしていく．ジュースや野菜など水分の多い試料は，あらかじめ乾燥器内で水分を蒸発させておいてから灰化する．
4) 550℃で数時間焼き，試料中の炭素(黒色)がなくなって，白色もしくはこれに準ずる色調になるまで灰化する．
5) ある程度の温度（約 200℃）まで冷やしたら，デシケーターに入れ室温まで冷却して秤量する．
6) 再び加熱し(1 時間)，放冷，秤量を恒量に達するまで繰り返す．

結果および計算

試料＿＿＿＿＿＿＿＿＿＿＿＿＿

試料の重さ(s)＿＿＿＿＿＿＿＿＿＿＿＿ g

灰化容器の重さ(恒量)(w_0)＿＿＿＿＿＿＿＿＿＿＿＿ g

灰化後の容器＋灰分の重さ（恒量）(w_1)＿＿＿＿＿＿＿＿＿＿＿＿ g

$$灰分（\%）= \frac{w_1 - w_0}{s} \times 100$$

10.6 炭水化物

　炭水化物（carbohydrate）は，従来は繊維質と糖質の合計量で表されていたが，食物繊維の概念が確立されたことから，たとえば五訂増補日本食品標準成分表では一括して炭水化物とし，食物繊維量は一般成分とは別にこの量を表示している．
　食品の炭水化物量は，一般に次のように差し引き計算によって求められる．
　計算

$$炭水化物（\%）= 100 -（水分＋タンパク質＋脂質＋灰分）$$

10.7 食品のエネルギー

　エネルギー（energy）の算出は，一般成分のうち体内でエネルギー源となる食品の可食部 100 g 中の炭水化物，脂質，タンパク質の量(g)にそれぞれのエネルギー換算係数(kcal/g)を乗じた合計として求められ，単位は kcal で表示している．
　エネルギー換算係数は，食品ごとに異なった値が用いられる．各食品の炭水化物，脂質，タンパク質に対する日本人の利用効率の値がわかっている食品については，それらの値が用いられ，それ以外の食品については FAO/WHO の値を用いて計算される．また，適用すべきものが不明な食品あるいは加工食品などについては，アトウォーター（Atwater）の係数を用いて計算される（p.139, 付表6参照）．

計算
　試料＿＿＿＿＿＿＿＿＿＿＿＿＿＿
　炭水化物（％）＿＿＿＿＿＿＿＿＿＿＿＿
　脂質（％）＿＿＿＿＿＿＿＿＿＿＿＿
　タンパク質（％）＿＿＿＿＿＿＿＿＿＿＿＿

換算係数
　炭水化物＿＿＿＿＿＿＿＿＿＿＿＿
　脂質＿＿＿＿＿＿＿＿＿＿＿＿
　タンパク質＿＿＿＿＿＿＿＿＿＿＿＿

$$エネルギー（kcal）= 炭水化物（\%, g）\times 換算係数 + 脂質（\%, g）\times 換算係数 \\ + タンパク質（\%, g）\times 換算係数$$

表 10.2 白米飯の分析値

	新鮮物（%）	風乾物（%）	無水物（%）
水分	63.00	17.58	0
粗タンパク質	1.87	4.14	5.06
粗脂肪	0.28	0.63	0.76
炭水化物	34.66	77.19	93.65
灰分	0.19	0.43	0.52
エネルギー*	148 kcal	330 kcal	401 kcal

＊　アトウォーター（Atwater）の係数を用いて算出

10.8　実験結果のまとめ

　食品は生鮮食品，保存食品などさまざまな形で存在するが，これらの区別は成分的に見ると水分の多寡に基づいていることが多い．食品の化学組成は新鮮物（fresh matter），風乾物（dry matter）ならびに無水物（anhydrous matter）あたりについて，それぞれ表される．

分析の結果を表示しなさい．
　試料＿＿＿＿＿＿＿＿＿＿＿＿
　試料調製法，外観など＿＿＿＿＿＿＿＿＿＿＿＿＿＿＿＿

成分量

	新鮮物（%）	風乾物（%）	無水物（%）
水　　分			
タンパク質			
脂　　肪			
炭水化物			
灰　　分			
エネルギー			

Chapter 11 食品の機能性

　食品は，栄養素の供給源であるという基本的特性(一次機能)のほかに嗜好特性(二次機能)そして抗酸化成分など栄養素とは異なった成分による健康への影響などの機能性(三次機能)がある．食品の三次機能については近年特に注目されているが一部では混乱も生じている．厚生労働省はいわゆる健康食品と区別するため，ヒトの健康に対して明らかに機能を持つことが実証された食品(加工食品)を特定保健用食品(トクホ)，栄養機能食品などとして認定している．特定保健用食品として，食物繊維などおなかの調子を整える作用や血中コレステロール値を低下させる作用などをもつ多くの食品が認可されているが，ポリフェノールなど抗酸化作用のある成分を含む食品もある．これらはいずれも加工食品であるが，野菜類や果実など生鮮食料品にはもともと，体内で生じ健康や老化に関与するラジカルや活性酸素などを消去させる抗酸化活性があることが知られている．

実験　野菜類のラジカル消去活性の測定

　野菜類を試料としてラジカル消去活性の測定を行う．
　ラジカル消去活性は，DPPH(1,1-diphenyl-2-picrylhydrazyl)由来のラジカルを消去する活性をもつ標準物質Trolox(6-hydroxy-2,5,7,8 tetramethylchromane-2-carboxylic acid)当量として算出する．DPPHラジカルは紫色の化合物であるが野菜のポリフェノールやTroloxなどラジカル供与物質と反応して安定なDPPH(無色)となる．この色素の消失を吸光度で測定してラジカル消去活性とする．

DPPHラジカル(紫色) ＋ RH ⟶ DPPH(無色) ＋ R・

Hラジカル供与物質
(抗酸化物質)

試　料
　ピーマン(野菜，果物，お茶などの飲料も可)

試　薬
　80％エタノール，
　0.06 mM DPPH：1,1-diphenyl-2-picrylhydrazyl 23.6592 mgを遮光しながらエタノールに溶かして100 mLに定容して0.6 mM DPPHを作製する．これをエタノールで希釈して0.06 mM DPPHを調製

する(使用時に調製し遮光保管する).

　Trolox(標準原液)：6-hydroxy-2,5,7,8 tetramethylchromane-2-carboxylicacid 25 mg をエタノールに溶解し 100 mL に定容したものを標準原液とする．エタノールで希釈して標準溶液(0〜0.125 mg/mL)を調製する．

器　具
　ホモジナイザー(乳鉢，乳棒で代用してもよい)，遠心分離機(沪過で代用してもよい)，20 mL メスシリンダー，駒込ピペット，50 mL ビーカー，オートピペット，25 mL メスフラスコ，分光光度計

操　作
1) 試料 10.0 g を秤り取り 80％メタノール 15 mL を加えてホモジネートする(乳鉢ですりつぶしてもよい)．
2) 遠心分離(3,000 rpm，5 分間)を行い，上清液 5 mL を 25 mL メスフラスコに正確にとる．80％エタノールを加えて 25 mL とする(沪紙で沪過を行い，沪液 5 mL を使用してもよい)．
3) 調製した試料溶液 1.0 mL を 25 mL メスフラスコにとり，0.06 mM DPPH 溶液で 25 mL とし，室温，暗所で 30 分間放置する．
4) 515 nm の波長で吸光度を測定する．
5) 試料 1.0 mL を 25 mL メスフラスコにとり，0.06 mM DPPH 溶液の代わりに 80％エタノールを加えて 25 mL とし，吸光度を測定して試料コントロールの値とする．
6) Trolox 標準溶液(0〜0.125 mg/mL)をそれぞれ 1.0 mL ずつとり，3)と同様に 0.06 mM DPPH 溶液で 25 mL とし，吸光度を測定して検量線を作成する．
7) 検量線から試料液の DPPH ラジカル消去活性を Trolex 当量(mg/mL)として求める．

結　果
　試料＿＿＿＿＿＿＿＿＿＿
　試料採取量＿＿＿＿＿＿＿＿＿＿＿＿ g
　試料液の総量＿＿＿＿＿＿＿＿＿＿＿ mL
　試料液の吸光度＿＿＿＿＿＿＿＿＿＿＿
　試料コントロールの吸光度＿＿＿＿＿＿＿＿
　検量線からの試料液のラジカル消去活性(Trolex 当量)＿＿＿＿＿＿＿＿＿＿ mg/mL
　試料 100 g 当たりのラジカル消去活性(Trolex 当量)＿＿＿＿＿＿＿＿＿＿ mg/100 g

付表 1　元素の周期表

族 / 周期	1 (1A)	2 (2A)	3 (3A)	4 (4A)	5 (5A)	6 (6A)	7 (7A)	8 (8)	9 (8)	10 (8)	11 (1B)	12 (2B)	13 (3B)	14 (4B)	15 (5B)	16 (6B)	17 (7B)	18 (0)
1	1 **H** 水素 1.008																	2 **He** ヘリウム 4.003
2	3 **Li** リチウム 6.941	4 **Be** ベリリウム 9.012											5 **B** ホウ素 10.81	6 **C** 炭素 12.01	7 **N** 窒素 14.01	8 **O** 酸素 16.00	9 **F** フッ素 19.00	10 **Ne** ネオン 20.18
3	11 **Na** ナトリウム 22.99	12 **Mg** マグネシウム 24.31											13 **Al** アルミニウム 26.98	14 **Si** ケイ素 28.09	15 **P** リン 30.97	16 **S** 硫黄 32.07	17 **Cl** 塩素 35.45	18 **Ar** アルゴン 39.95
4	19 **K** カリウム 39.10	20 **Ca** カルシウム 40.08	21 **Sc** スカンジウム 44.96	22 **Ti** チタン 47.88	23 **V** バナジウム 50.94	24 **Cr** クロム 52.00	25 **Mn** マンガン 54.94	26 **Fe** 鉄 55.85	27 **Co** コバルト 58.93	28 **Ni** ニッケル 58.69	29 **Cu** 銅 63.55	30 **Zn** 亜鉛 65.39	31 **Ga** ガリウム 69.72	32 **Ge** ゲルマニウム 72.61	33 **As** ヒ素 74.92	34 **Se** セレン 78.96	35 **Br** 臭素 79.90	36 **Kr** クリプトン 83.80
5	37 **Rb** ルビジウム 85.47	38 **Sr** ストロンチウム 87.62	39 **Y** イットリウム 88.91	40 **Zr** ジルコニウム 91.22	41 **Nb** ニオブ 92.91	42 **Mo** モリブデン 95.94	43 **Tc** テクネチウム (99)	44 **Ru** ルテニウム 101.1	45 **Rh** ロジウム 102.9	46 **Pd** パラジウム 106.4	47 **Ag** 銀 107.9	48 **Cd** カドミウム 112.4	49 **In** インジウム 114.8	50 **Sn** スズ 118.7	51 **Sb** アンチモン 121.8	52 **Te** テルル 127.6	53 **I** ヨウ素 126.9	54 **Xe** キセノン 131.3
6	55 **Cs** セシウム 132.9	56 **Ba** バリウム 137.3	57〜71 **La-Lu**	72 **Hf** ハフニウム 178.5	73 **Ta** タンタル 180.9	74 **W** タングステン 183.8	75 **Re** レニウム 186.2	76 **Os** オスミウム 190.2	77 **Ir** イリジウム 192.2	78 **Pt** 白金 195.1	79 **Au** 金 197.0	80 **Hg** 水銀 200.6	81 **Tl** タリウム 204.4	82 **Pb** 鉛 207.2	83 **Bi** ビスマス 209.0	84 **Po** ポロニウム (210)	85 **At** アスタチン (210)	86 **Rn** ラドン (222)
7	87 **Fr** フランシウム (223)	88 **Ra** ラジウム (226)	89〜103 **Ac-Lr**															

ランタノイド	57 **La** ランタン 138.9	58 **Ce** セリウム 140.1	59 **Pr** プラセオジム 140.9	60 **Nd** ネオジム 144.2	61 **Pm** プロメチウム (145)	62 **Sm** サマリウム 150.4	63 **Eu** ユウロピウム 152.0	64 **Gd** ガドリニウム 157.3	65 **Tb** テルビウム 158.9	66 **Dy** ジスプロシウム 162.5	67 **Ho** ホルミウム 164.9	68 **Er** エルビウム 167.3	69 **Tm** ツリウム 168.9	70 **Yb** イッテルビウム 173.0	71 **Lu** ルテチウム 175.0
アクチノイド	89 **Ac** アクチニウム (227)	90 **Th** トリウム 232.0	91 **Pa** プロトアクチニウム 231.0	92 **U** ウラン 238.0	93 **Np** ネプツニウム (237)	94 **Pu** プルトニウム (239)	95 **Am** アメリシウム (243)	96 **Cm** キュリウム (247)	97 **Bk** バークリウム (247)	98 **Cf** カリホルニウム (252)	99 **Es** アインスタイニウム (252)	100 **Fm** フェルミウム (257)	101 **Md** メンデレビウム (256)	102 **No** ノーベリウム (259)	103 **Lr** ローレンシウム (260)

元素記号の表記：原子番号　元素記号　元素名　原子量

付表2　緩衝液組成表

(1) 酢酸ナトリウム−HCl 緩衝液

	mL											
1 M HCl	100	90	80	70	65	60	55	53.5	52.5	51.0	50.0	49.75
1 M 酢酸ナトリウム	50	50	50	50	50	50	50	50	50	50	50	50
pH	0.65	0.75	0.91	1.09	1.24	1.42	1.71	1.85	1.99	2.32	2.64	2.72

	mL											
1 M HCl	48.5	47.5	46.25	45.0	42.5	40.0	35.0	30.0	25.0	20.0	15.0	10.0
1 M 酢酸ナトリウム	50	50	50	50	50	50	50	50	50	50	50	50
pH	3.09	3.29	3.49	3.61	3.79	3.95	4.19	4.39	4.58	4.76	4.95	5.20

（水で全量を 250 mL とする）

(2) 第二クエン酸ナトリウム−HCl 緩衝液

M/10 第二クエン酸ナトリウム	0.0 mL	1.0	2.0	3.0	3.33	4.0	4.5	4.75
M/10 HCl	10.0	9.0	8.0	7.0	6.67	6.0	5.5	5.25
pH	1.04	1.17	1.42	1.93	2.27	2.97	3.36	3.53

M/10 第二クエン酸ナトリウム	5.0 mL	5.5	6.0	7.0	8.0	9.0	9.5	10.0
M/10 HCl	5.0	4.5	4.0	3.0	2.0	1.0	0.5	0.0
pH	3.69	3.95	4.16	4.45	4.65	4.83	4.89	4.96

(3) 第一クエン酸カリウム−HCl 緩衝液 (Kolthoff 緩衝液)

M/10 HCl	49.7 mL	43.4	36.8	30.2	23.6	17.2	10.7	4.2
M/10 第一クエン酸カリウム	50	50	50	50	50	50	50	50
pH (18℃)	2.2	2.4	2.6	2.8	3.0	3.2	3.4	3.6

（水で全量を 100 mL とする）

(4) McIlvaine 緩衝液

	mL													
M/10 クエン酸	19.60	18.76	17.82	16.83	15.89	15.06	14.30	13.56	12.90	12.29	11.72	11.18	10.65	10.14	9.70
M/5 Na$_2$HPO$_4$	0.40	1.24	2.18	3.17	4.11	4.94	5.70	6.44	7.10	7.71	8.28	8.82	9.35	9.86	10.30
pH	2.2	2.4	2.6	2.8	3.0	3.2	3.4	3.6	3.8	4.0	4.2	4.4	4.6	4.8	5.0

	mL													
M/10 クエン酸	9.28	8.85	8.80	7.91	7.37	6.78	6.15	5.45	4.55	3.53	2.61	1.83	1.27	0.85	0.55
M/5 Na$_2$HPO$_4$	10.72	11.15	11.60	12.09	12.63	13.22	13.85	14.55	15.45	16.47	17.39	18.17	18.73	19.15	19.45
pH	5.2	5.4	5.6	5.8	6.0	6.2	6.4	6.6	6.8	7.0	7.2	7.4	7.6	7.8	8.0

(5) Michaelis ベロナール緩衝液

	mL														
M/10 ベロナールナトリウム	5.22	5.36	5.54	5.81	6.15	6.62	7.16	7.69	8.23	8.71	9.08	9.36	9.52	9.74	9.85
M/10 HCl	4.78	4.64	4.46	4.19	3.85	3.38	2.84	2.31	1.77	1.29	0.92	0.64	0.48	0.26	0.15
pH(25℃)	6.80	7.00	7.20	7.40	7.60	7.80	8.00	8.20	8.40	8.60	8.80	9.00	9.20	9.40	9.60

(6) 酢酸ナトリウム-酢酸緩衝液

	mL										
M/5 酢酸	18.5	17.6	16.4	14.7	12.6	10.2	8.0	5.9	4.2	2.9	1.9
M/5 酢酸ナトリウム	1.5	2.4	3.6	5.3	7.4	9.8	12.0	14.1	15.8	17.1	18.1
pH(18℃)	3.6	3.8	4.0	4.2	4.4	4.6	4.8	5.0	5.2	5.4	5.6

(7) 第一クエン酸カリウム-NaOH 緩衝液

	mL										
M/10 NaOH	2.0	9.0	16.3	23.7	31.5	39.2	46.7	54.2	61.0	68.0	74.4	81.2
M/10 クエン酸カリウム	50	50	50	50	50	50	50	50	50	50	50
pH(18℃)	3.8	4.0	4.2	4.4	4.6	4.8	5.0	5.2	5.4	5.6	5.8	6.0

(100 mL に満たないものは水で全量を 100 mL とする)

(8) リン酸塩緩衝液

	mL										
M/5 NaH$_2$PO$_4$	93.5	92.0	90.0	87.7	85.0	81.5	77.5	73.5	68.5	62.5	56.5	51.0
M/5 Na$_2$HPO$_4$	6.5	8.0	10.0	12.3	15.0	18.5	22.5	26.5	31.5	37.5	43.5	49.0
pH	5.7	5.8	5.9	6.0	6.1	6.2	6.3	6.4	6.5	6.6	6.7	6.8

	mL										
M/5 NaH$_2$PO$_4$	45.0	39.0	33.0	28.0	23.0	19.0	16.0	13.0	10.5	8.5	7.0	5.3
M/5 Na$_2$HPO$_4$	55.0	61.0	67.0	72.0	77.0	81.0	84.0	87.0	89.5	91.5	93.0	94.7
pH	6.9	7.0	7.1	7.2	7.3	7.4	7.5	7.6	7.7	7.8	7.9	8.0

(水で全量を 200 mL にする)

(9) トリス緩衝液

	mL														
M/5 トリス・アミノメタン	25.0	25.0	25.0	25.0	25.0	25.0	25.0	25.0	25.0	25.0	25.0	25.0	25.0	25.0	25.0
M/10 HCl	45.0	42.5	40.0	37.5	35.0	32.5	30.5	27.5	25.0	22.5	20.0	17.5	15.0	12.5	10.0	7.5	5.0
pH(23℃)	7.20	7.36	7.54	7.66	7.77	7.87	7.96	8.05	8.14	8.23	8.32	8.40	8.50	8.62	8.74	8.92	9.10

(水で全量を 100 mL とする)

(10) Palitzsch ホウ酸塩混合液

$M/20\ Na_2B_4O_7$	0.3 mL	0.6	1.0	1.5	2.0	2.3	2.5	3.0	3.5
$M/5\ H_3BO_3 - M/20\ NaCl$	9.7	9.4	9.0	8.5	8.0	7.7	7.5	7.0	6.5
pH(18℃)	6.77	7.09	7.36	7.60	7.78	7.88	7.94	8.08	8.40

$M/20\ Na_2B_4O_7$	4.0 mL	4.5	5.0	5.5	6.0	7.0	8.0	9.0	10.0
$M/5\ H_3BO_3 - M/20\ NaCl$	6.0	5.5	5.0	4.5	4.0	3.0	2.0	1.0	0.0
pH(18℃)	8.31	8.41	8.51	8.60	8.69	8.84	8.98	9.11	9.24

(11) $NH_4OH - NH_4Cl$ 緩衝液

$M/10\ NH_4Cl$	32 mL	15	8	4	2	1	1	1	1	1	1
$M/10\ NH_4OH$	1	1	1	1	1	1	2	4	8	16	32
pH	8.0	8.3	8.58	8.89	9.19	9.5	9.8	10.1	10.4	10.7	11.0

(12) グリココール（グリシン）- NaOH 緩衝液

$M/10$ グリココール（グリシン）NaCl	9.5 mL	9.0	8.0	7.0	6.0	5.5	5.1	5.0	4.9	4.5	4.0	3.0	2.0	1.0
$M/10\ NaOH$	0.5	1.0	2.0	3.0	4.0	4.5	4.9	5.0	5.1	5.5	6.0	7.0	8.0	9.0
pH(22℃)	8.49	8.84	9.26	9.61	10.03	10.37	10.96	11.20	11.45	11.98	12.27	12.54	12.73	12.83

(13) $Na_2CO_3 - NaHCO_3$ 緩衝液

$M/5\ Na_2CO_3$	4.0 mL	7.5	9.5	13.0	16.0	19.5	22.0	25.0
$M/5\ NaHCO_3$	46.0	42.5	40.5	37.0	34.0	30.5	28.0	25.0
pH	9.2	9.3	9.4	9.5	9.6	9.7	9.8	9.9

$M/5\ Na_2CO_3$	27.5 mL	30.0	33.0	35.5	38.5	40.5	42.5	45.0
$M/5\ NaHCO_3$	22.5	20.0	17.0	14.5	11.5	9.5	7.5	5.0
pH	10.0	10.1	10.2	10.3	10.4	10.5	10.6	10.7

（水で全量を 200 mL とする）

(14) $Na_2B_4O_7 - NaOH$ 緩衝液

$M/20\ Na_2B_4O_7$	10.0 mL	9.0	8.0	7.0	6.0	5.0	4.0
$M/10\ NaOH$	0.0	1.0	2.0	3.0	4.0	5.0	6.0
pH(22℃)	9.21	9.33	9.46	9.63	9.91	10.99	12.25

付表3　ベルトラン糖類定量表

糖類 mg	各糖類に相当する銅重量 mg					糖類 mg	各糖類に相当する銅重量 mg				
	転化糖	ブドウ糖	ガラクトース	麦芽糖	乳糖		転化糖	ブドウ糖	ガラクトース	麦芽糖	乳糖
10	20.6	20.4	19.3	11.2	14.4	56	105.8	105.7	101.5	61.4	76.2
11	22.6	22.4	21.2	12.3	15.8	57	107.4	107.6	103.2	62.5	77.5
12	24.6	24.3	23.0	13.4	17.2	58	109.0	109.3	105.0	63.5	78.8
13	26.5	26.3	24.9	14.5	18.6	59	110.9	111.1	106.6	64.6	80.1
14	28.5	28.3	26.7	15.6	20.0	60	112.6	112.8	108.3	65.7	81.4
15	30.5	30.2	28.6	16.7	21.4	61	114.3	114.5	110.0	66.8	82.7
16	32.5	32.2	30.5	17.8	22.8	62	115.9	116.2	111.6	67.9	83.9
17	34.5	34.2	32.3	18.9	24.2	63	117.6	117.9	113.3	68.9	85.2
18	36.4	36.2	34.2	20.0	25.6	64	119.2	119.6	115.0	70.0	86.5
19	38.4	38.1	36.0	21.1	26.9	65	120.9	121.3	116.6	71.1	87.7
20	40.4	40.1	37.9	22.2	28.4	66	122.6	123.0	118.3	72.2	89.0
21	42.3	42.0	39.7	23.3	29.8	67	124.2	124.7	120.0	73.3	90.3
22	44.2	43.9	41.6	24.4	31.1	68	125.9	126.4	121.7	74.3	91.6
23	46.1	45.8	43.4	25.5	32.5	69	127.5	128.1	123.3	75.4	92.8
24	48.0	47.7	45.2	26.6	33.9	70	129.2	129.8	125.0	76.5	94.1
25	49.8	49.6	47.0	27.7	35.2	71	130.8	131.4	126.6	77.6	95.4
26	51.7	51.5	48.9	28.9	36.6	72	132.4	133.1	128.3	78.6	96.6
27	53.6	53.4	50.7	30.0	38.0	73	134.0	134.7	130.0	79.7	97.9
28	55.5	55.3	52.5	31.1	39.4	74	135.6	136.3	131.5	80.8	99.1
29	57.4	57.2	54.4	32.2	40.7	75	137.2	137.9	133.1	81.8	100.4
30	59.3	59.1	56.2	33.3	42.1	76	138.9	139.6	134.8	82.9	101.7
31	61.1	60.9	58.0	34.4	43.4	77	140.5	141.2	136.4	84.0	102.9
32	63.0	62.8	59.7	35.5	44.8	78	142.1	142.8	138.0	85.1	104.2
33	64.8	64.6	61.5	36.5	46.1	79	143.7	144.5	139.7	86.1	105.4
34	66.7	66.5	63.3	37.6	47.4	80	145.3	146.1	141.3	87.2	106.7
35	68.5	68.3	65.0	38.7	48.7	81	146.9	147.7	142.9	88.3	107.9
36	70.3	70.1	66.8	39.8	50.1	82	148.5	149.3	144.6	89.4	109.2
37	72.2	72.0	68.6	40.9	51.4	83	150.0	150.9	146.2	90.4	110.4
38	74.0	73.8	70.4	41.9	52.7	84	151.6	152.5	147.8	91.5	111.7
39	75.9	75.7	72.1	43.0	54.1	85	153.2	154.0	149.4	92.6	112.9
40	77.7	77.5	73.9	44.1	55.4	86	154.8	155.6	151.1	93.7	114.1
41	79.5	79.3	75.6	45.2	56.7	87	156.4	157.2	152.7	94.8	115.4
42	81.2	81.1	77.4	46.3	58.0	88	157.9	158.8	154.3	95.8	116.6
43	83.0	82.9	79.1	47.4	59.3	89	159.5	160.4	156.0	96.9	117.9
44	84.8	84.7	80.8	48.5	60.6	90	161.1	162.0	157.6	98.0	119.1
45	86.5	86.4	82.5	49.5	61.9	91	162.6	163.6	159.2	99.0	120.3
46	88.3	88.2	84.3	50.6	63.3	92	164.2	165.2	160.8	100.1	121.6
47	90.1	90.0	86.0	51.7	64.6	93	165.7	166.7	162.4	101.1	122.8
48	91.9	91.8	87.7	52.8	65.9	94	167.3	168.3	164.0	102.2	124.0
49	93.6	93.6	89.5	53.9	67.2	95	168.8	169.8	165.6	103.2	125.2
50	95.4	95.4	91.2	55.0	68.5	96	170.3	171.4	167.2	104.2	126.5
51	97.1	97.1	92.9	56.1	69.8	97	171.9	173.1	168.8	105.3	127.7
52	98.8	98.9	94.6	57.1	71.1	98	173.4	174.6	170.4	106.3	128.9
53	100.6	100.6	96.3	58.2	72.4	99	175.0	176.2	172.0	107.4	130.2
54	102.2	102.3	98.0	59.3	73.7	100	176.5	177.8	173.6	108.4	131.0
55	104.0	104.1	99.7	60.3	74.9						

付表4　全乳比重補正表

牛乳温度

		0	1	2	3	4	5	6	7	8	9	10	11	12	13	14
乳ちょう計度数	14	12.9	12.9	12.9	13.0	13.0	13.1	13.1	13.1	13.2	13.3	13.4	13.5	13.6	13.7	13.8
	15	13.9	13.9	13.9	14.0	14.0	14.1	14.1	14.1	14.2	14.3	14.4	14.5	14.6	14.7	14.8
	16	14.9	14.9	14.9	15.0	15.0	15.1	15.1	15.1	15.2	15.3	15.4	15.5	15.6	15.7	15.8
	17	15.9	15.9	15.9	16.0	16.0	16.1	16.1	16.1	16.2	16.3	16.4	16.5	16.6	16.7	16.8
	18	16.9	16.9	16.9	17.0	17.0	17.1	17.1	17.1	17.2	17.3	17.4	17.5	17.6	17.7	17.8
	19	17.8	17.8	17.8	17.9	17.9	18.0	18.1	18.1	18.2	18.3	18.4	18.5	18.6	18.7	18.8
	20	18.7	18.7	18.7	18.8	18.8	18.9	19.0	19.0	19.1	19.2	19.3	19.4	19.5	19.6	19.8
	21	19.6	19.6	19.7	19.7	19.7	19.8	19.9	20.0	20.1	20.2	20.3	20.4	20.5	20.6	20.8
	22	20.6	20.6	20.7	20.7	20.7	20.8	20.9	21.0	21.1	21.2	21.3	21.4	21.5	21.6	21.8
	23	21.5	21.5	21.6	21.7	21.7	21.8	21.9	22.0	22.1	22.2	22.3	22.4	22.5	22.6	22.8
	24	22.4	22.4	22.5	22.6	22.7	22.8	22.9	23.0	23.1	23.2	23.3	23.4	23.5	23.6	23.8
	25	23.3	23.3	23.4	23.5	23.6	23.7	23.8	23.9	24.0	24.1	24.2	24.3	24.5	24.6	24.8
	26	24.3	24.3	24.4	24.5	24.6	24.7	24.8	24.9	25.0	25.1	25.2	25.3	25.5	25.6	25.8
	27	25.2	25.3	25.4	25.5	25.6	25.7	25.8	25.9	26.0	26.1	26.2	26.3	26.5	26.6	26.8
	28	26.1	26.2	26.3	26.4	26.5	26.6	26.7	26.8	26.9	27.0	27.1	27.2	27.4	27.6	27.8
	29	27.0	27.1	27.2	27.3	27.4	27.5	27.6	27.7	27.8	27.9	28.1	28.2	28.4	28.6	28.8
	30	27.9	28.0	28.1	28.2	28.3	28.4	28.5	28.6	28.7	28.8	29.0	29.2	29.4	29.6	29.8
	31	28.8	28.9	29.0	29.1	29.2	29.3	29.5	29.6	29.7	29.8	30.0	30.2	30.4	30.6	30.8
	32	29.7	29.8	29.9	30.0	30.1	30.3	30.4	30.5	30.6	30.8	31.0	31.2	31.4	31.6	31.8
	33	30.6	30.7	30.8	30.9	31.0	31.2	31.3	31.4	31.6	31.8	32.0	32.2	32.4	32.6	32.8
	34	31.5	31.6	31.7	31.8	31.9	32.1	32.2	32.3	32.5	32.7	32.9	33.1	33.3	33.5	33.8
	35	32.4	32.5	32.6	32.7	32.8	33.0	33.1	33.2	33.4	33.6	33.8	34.0	34.2	34.4	34.7

		15	16	17	18	19	20	21	22	23	24	25	26	27	28	29	30
	14	14.0	14.1	14.2	14.4	14.6	14.8	15.0	15.2	15.4	15.6	15.8	16.0	16.2	16.4	16.6	16.8
	15	15.0	15.1	15.2	15.4	15.6	15.8	16.0	16.2	16.4	16.6	16.8	17.0	17.2	17.4	17.6	17.8
	16	16.0	16.1	16.3	16.5	16.7	16.9	17.1	17.3	17.5	17.7	17.9	18.1	18.3	18.5	18.7	18.9
	17	17.0	17.1	17.3	17.5	17.7	17.9	18.1	18.3	18.5	18.7	18.9	19.1	19.3	19.5	19.7	20.0
	18	18.0	18.1	18.3	18.5	18.7	18.9	19.1	19.3	19.5	19.7	19.9	20.1	20.3	20.5	20.7	21.0
	19	19.0	19.1	19.3	19.5	19.7	19.9	20.1	20.3	20.5	20.7	20.0	21.1	21.3	21.5	21.7	22.0
	20	20.0	20.1	20.3	20.5	20.7	20.9	21.1	21.3	21.5	21.7	21.9	22.1	22.3	22.5	22.7	23.0
	21	21.0	21.2	21.4	21.6	21.8	22.0	22.2	22.4	22.6	22.8	23.1	23.2	23.4	23.6	23.8	24.1
	22	22.0	22.2	22.4	22.6	22.8	23.0	23.2	23.4	23.6	23.8	24.1	24.3	24.5	24.7	24.9	25.2
	23	23.0	23.2	23.4	23.6	23.8	24.0	24.2	24.4	24.6	24.8	25.1	25.3	25.5	25.7	26.0	26.2
	24	24.0	24.2	24.4	24.6	24.8	25.0	25.2	25.4	25.6	25.8	26.1	26.3	26.5	26.7	27.0	27.3
	25	25.0	25.2	25.4	25.6	25.8	26.0	26.2	26.4	26.6	26.8	27.1	27.3	27.5	27.7	28.0	28.3
	26	26.0	26.2	26.4	26.6	26.9	27.1	27.3	27.5	27.7	27.9	28.2	28.4	28.6	28.9	29.2	29.5
	27	27.0	27.2	27.4	27.6	27.9	28.2	28.4	28.6	28.8	29.0	29.3	29.5	29.7	30.0	30.3	30.6
	28	28.0	28.2	28.4	28.6	28.9	29.2	29.4	29.6	29.9	30.1	30.4	30.6	30.8	31.1	31.4	31.7
	29	29.0	29.2	29.4	29.6	29.9	30.2	30.4	30.6	30.9	31.2	31.5	31.7	31.9	32.2	32.5	32.8
	30	30.0	30.2	30.4	30.6	30.9	31.2	31.4	31.6	31.9	32.2	32.5	32.7	33.0	33.3	33.6	33.9
	31	31.0	31.2	31.4	31.7	32.0	32.3	32.5	32.7	33.0	33.3	33.6	33.8	34.1	34.4	34.7	35.1
	32	32.0	32.2	32.4	32.7	33.0	33.3	33.6	33.8	34.1	34.4	34.7	34.9	35.2	35.5	35.8	36.2
	33	33.0	33.2	33.4	33.7	34.0	34.3	34.6	34.9	35.2	35.5	35.8	36.0	36.3	36.6	36.9	37.3
	34	34.0	34.2	34.4	34.7	35.0	35.3	35.6	35.9	36.2	36.5	36.8	37.1	37.4	37.7	38.0	38.4
	35	35.0	35.2	35.4	35.7	36.0	36.3	36.6	36.9	37.2	37.5	37.8	38.1	38.4	38.7	39.1	39.5

付表5 窒素-タンパク質換算係数（FAO）

食品群	食品名	換算係数
1 穀類	アマランサス	5.30
	エンバク	
	オートミール	5.83
	大麦	5.83
	小麦	
	玄穀，全粒粉	5.83
	小麦粉，フランスパン，うどん・そうめん類，中華めん類，マカロニ・スパゲッティ類，ふ類，小麦タンパク，ぎょうざの皮，しゅうまいの皮，	5.70
	小麦はいが	5.80
	米，米製品（赤飯を除く）	5.95
	ライムギ	5.85
4 豆類	大豆，大豆製品（豆腐竹輪を除く）	5.71
5 種実類	アーモンド	5.18
	ブラジルナッツ，ラッカセイ	5.46
	その他のナッツ類	5.30
	アサ，エゴマ，カボチャ，ケシ，ゴマ，スイカ，ハス，ヒシ，ヒマワリ	5.30
6 野菜類	えだまめ，大豆もやし	5.71
	ラッカセイ（未熟豆）	5.46
10 魚介類	ふかひれ	5.55
11 肉類	ゼラチン，腱（ウシ），豚足，軟骨（ブタ，ニワトリ）	5.55
13 乳類	乳，チーズを含む乳製品，その他（シャーベットを除く）	6.38
14 油脂類	バター類，マーガリン類	6.38
17 調味料および香辛料類	醤油類，味噌類	5.71
	上記以外の食品	6.25

付表6　エネルギー換算係数

表6-1　科学技術庁「日本人における利用エネルギー測定調査」に基づくエネルギー換算係数を適用した食品

食品群	タンパク質 (kcal/g)	脂質 (kcal/g)	炭水化物 (kcal/g)	適用した食品の番号	調査した食品
1　穀類	3.47	8.37	4.12	01080, 01085, 01090, 01094, 01098, 01102, 01106	玄米
	3.78	8.37	4.16	01081, 01086, 01091, 01095, 01099, 01103, 01107	半つき米
	3.87	8.37	4.20	01082, 01087, 01092, 01096, 01100, 01104, 01108	七分つき米
	3.96	8.37	4.20	01083, 01088, 01093, 01097, 01101, 01105, 01109～01117, 01119～01121	精白米
	3.74	8.37	4.16	01084, 01089	はいが精米
	4.32	8.37	4.20	01015～01022, 01038～01055, 01063, 01064, 01066～01069, 01071～01075	小麦粉
	3.83	8.37	4.16	01122～01126	そば粉
4　豆類	4.00	8.46	4.07	04001, 04002, 04004, 04005, 04007, 04008, 04010, 04012, 04013, 04015, 04017～04019, 04023～04028, 04046～04051, 04055, 04056, 04063～04066, 04068～04073	大豆（煮豆），納豆
	4.18	9.02	4.07	04032～04040, 04042, 04052, 04057, 04059, 04060	豆腐，生揚げ，油揚げ，凍り豆腐，湯葉
	3.43	8.09	4.07	04029, 04030	きな粉
6　野菜類	4.00	8.46	4.07	06015～06017, 06023～06026, 06124, 06125, 06287, 06288	大豆（煮豆），納豆
10　魚介類	4.22	9.41	4.11	10001～10022, 10025, 10026, 10030, 10031, 10033, 10034, 10037～10039, 10041～10057, 10060, 10065～10067, 10069, 10071, 10073～10081, 10083～10092, 10098～10112, 10114～10120, 10122～10124, 10126～10139, 10143～10164, 10167, 10168, 10170～10175, 10179～10199, 10201, 10205, 10206, 10208, 10209, 10211～10221, 10225, 10228～10239, 10241～10249, 10251～10259, 10265～10276, 10279～10281, 10283, 10285, 10286, 10288～10293, 10295～10301, 10303～10308, 10310～10317, 10319～10330, 10332～10340, 10342～10349, 10352, 10353, 10360～10362, 10368, 10369, 10371	魚肉

表 6-1 つづき

食品群 \ 項目	タンパク質 (kcal/g)	脂　質 (kcal/g)	炭水化物 (kcal/g)	適用した食品の番号	調査した食品
10　魚介類	4.22	9.41	3.87	10023, 10024, 10027, 10028, 10032, 10068, 10121	魚肉
11　肉類	4.22	9.41	4.11	11001～11090, 11103, 11109～11164, 11199～11230, 11234, 11235, 11238, 11240, 11242, 11243	鶏肉
	4.22	9.41	3.87	11091～11100, 11102, 11165～11171, 11231～11233, 11239	鶏肉
12　卵類	4.32	9.41	3.68	12001～12007, 12009～12011, 12013～12016, 12020	鶏卵
13　乳類	4.22	9.16	3.87	13001～13006, 13009, 13010, 13012, 13014, 13020, 13023, 13025, 13031～13041, 13048, 13050～13052	牛乳, チーズ
14　油脂類	―	9.21	―	14001～14014, 14022	植物油
	4.22	9.41	―	14015, 14016	動物脂
	4.22	9.16	3.87	14017～14019	バター
	4.22	9.21	3.87	14020, 14021	マーガリン
17　調味料および香辛料類	4.22	9.41	4.11	17019, 17023, 17024	鶏肉, 魚肉
	4.00	8.46	4.07	17048	大豆(煮豆), 納豆
	2.44	9.21	―	17006	植物油

表 6-2 FAO のエネルギー換算係数を適用した食品

食品群	項目 タンパク質 (kcal/g)	脂質 (kcal/g)	炭水化物 (kcal/g)	アルコール (kcal/g)	酢酸 (kcal/g)	適用した食品の番号	FAO に記載された食品名
1 穀類	3.46	8.37	4.12			01004	オートミール
	3.47	8.37	4.07			01001	種実類
	3.87	8.37	4.12			01002, 01011, 01138, 01139, 01141	その他の精白穀類
	3.55	8.37	3.95			01005〜01007, 01010	大麦(精白)
	3.59	8.37	3.78			01012〜01014, 01023	小麦粉歩留まり 97〜100%
	2.73	8.37	4.03			01131	トウモロコシ粉(全粒ミール)
	3.46	8.37	4.16			01132〜01134	トウモロコシ粉(はいがを除いたもの)
	2.50	8.37	4.03			01140	もろこし(こうりゃん)(全粒)
	3.05	8.37	3.86			01142	ライムギ粉(全粒粉)
	3.41	8.37	4.07			01143	ライムギ粉(明色粉)
2 いもおよびデンプン類	2.78	8.37	4.03			02006〜02019, 02021〜02040	ジャガイモ, デンプン質塊茎・塊根
3 砂糖および甘味類	4	—	3.87			03001, 03002, 03004, 03010, 03014, 03023	カンショ(甘蔗)糖およびてんさい(甜菜)糖
	—	—	3.87			03003, 03005〜03009, 03011〜03013	カンショ(甘蔗)糖およびてんさい(甜菜)糖
	—	—	3.68			03017〜03021	ブドウ糖
	4	—	3.68			03022	ブドウ糖
	—	—	3.93 [*1]			03015	粉あめ
	—	—	3.86 [*2]			03016	水あめ
5 種実類	3.47	8.37	4.07			05001〜05011, 05013〜05036	種実類

表6-2 つづき

項目 食品群	タンパク質 (kcal/g)	脂 質 (kcal/g)	炭水化物 (kcal/g)	アルコール (kcal/g)	酢 酸 (kcal/g)	適用した食品の番号	FAOに記載 された食品名
6 野菜類	2.78	8.37	3.84			06036～06039, 06041, 06042, 06044, 06045, 06084, 06085, 06102～06105, 06114, 06132～06143, 06153～06156, 06212～06222, 06240, 06243, 06244, 06270, 06295, 06305～06307, 06317, 06318, 06322	デンプン質塊茎・塊根を除く地下部利用の野菜
	2.78	8.37	4.03			06046～06050, 06078, 06079, 06223, 06282, 06296, 06297	デンプン質塊茎・塊根
	3.47	8.37	4.07			06303, 06304	種実類
	2.73	8.37	4.03			06175～06180	トウモロコシ
	2.44	8.37	3.57			06001～06014, 06018～06022, 06027～06035, 06040, 06043, 06051～06077, 06080～06083, 06086～06093, 06095～06101, 06106～06113, 06115～06123, 06126～06131, 06144～06152, 06157～06169, 06171～06174, 06181～06193, 06195～06205, 06207～06211, 06224～06235, 06237～06239, 06241, 06242, 06245, 06247, 06249, 06251～06269, 06271～06281, 06283～06286, 06289～06294, 06298～06302, 06308～06316, 06319～06321, 06324～06326	その他の野菜
7 果実類	3.36	8.37	2.70			07019, 07020, 07022, 07052, 07075, 07079, 07083, 07143, 07145, 07156	レモン, ライム
	3.36	8.37	3.60			07001～07003, 07005～07008, 07012, 07015, 07016, 07018, 07026～07032, 07037～07043, 07048～07051, 07053～07057, 07060～07064, 07068～07071, 07073, 07074, 07077, 07078, 07080～07082, 07084～07088, 07090, 07091, 07093, 07095～07099, 07104～07114, 07116～07119, 07124, 07126, 07128～07136, 07140～07142, 07144, 07146～07150, 07155	レモン, ライムを除く全果実
10 魚介類	3.90	9.02	4.11			10169	ゼラチン

表6-2 つづき

項目 食品群	タンパク質 (kcal/g)	脂　質 (kcal/g)	炭水化物 (kcal/g)	アルコール (kcal/g)	酢　酸 (kcal/g)	適用した食品の番号	FAOに記載 された食品名
11　肉類	3.90	9.02	4.11			11101, 11172, 11173, 11198, 11236	ゼラチン
15　菓子類	—	—	3.87			15109	カンショ(甘蔗)糖およびてんさい(甜菜)糖
	4	9	4	7.1		15090	アルコール
16　し好飲料類	4	9	4	7.1		16001〜16032	アルコール
	1.83	8.37	1.33			16048	チョコレート
17　調味料および香辛料類	2.44	8.37	3.57		3.5	17034, 17035	その他の野菜
	4	9	4	7.1		17053, 17054	アルコール
	3.00	8.37	3.35			17082, 17083	酵母

＊1　DE30，＊2　DE50
DEは，糖化程度の指標で，dextrose equivalent(デキストロース当量)の略である．DEは，試料中の還元糖をブドウ糖として表し，固形分に対する百分率として求める．DEの最大は100で，固形分のすべてがブドウ糖であることを意味する．

表6-3　暫定的な算出法を適用した食品

食品群	項目	適用した食品の番号
2	いもおよびデンプン類	02001〜02005
8	きのこ類	08001〜08036
9	藻類	09001〜09047
16	し好飲料類	16051

表6-4 アトウォーター (Atwater) のエネルギー換算係数を適用した食品

食品群 \ 項目	タンパク質 (kcal/g)	脂質 (kcal/g)	炭水化物 (kcal/g)	酢酸 (kcal/g)	適用した食品の番号
1 穀類	4	9	4		01003, 01008, 01009, 01024～01037, 01056～01062, 01065, 01070, 01076～01079, 01118, 01127～01130, 01135～01137
2 いもおよびデンプン類	4	9	4		02020
4 豆類	4	9	4		04003, 04006, 04009, 04011, 04014, 04016, 04020～04022, 04031, 04041, 04043～04045, 04053, 04054, 04058, 04061, 04062, 04067
5 種実類	4	9	4		05012, 05037
6 野菜類	4	9	4		06094, 06170, 06194, 06236, 06246, 06248, 06250, 06323
7 果実類	4	9	4		07004, 07009～07011, 07013, 07014, 07017, 07021, 07023～07025, 07033～07036, 07044～07047, 07058, 07059, 07065～07067, 07072, 07076, 07089, 07092, 07094, 07100～07103, 07115, 07120～07123, 07125, 07127, 07137～07139, 07151～07154
10 魚介類	4	9	4		10029, 10035, 10036, 10040, 10058, 10059, 10061～10064, 10070, 10072, 10082, 10093～10097, 10113, 10125, 10140～10142, 10165, 10166, 10176～10178, 10200, 10202～10204, 10207, 10210, 10222～10224, 10226, 10227, 10240, 10250, 10260～10264, 10277, 10278, 10282, 10284, 10287, 10294, 10302, 10309, 10318, 10331, 10341, 10350, 10351, 10354～10359, 10363～10367, 10370, 10372～10388
11 肉類	4	9	4		11104～11108, 11174～11197, 11237, 11241, 11244
12 卵類	4	9	4		12008, 12012, 12017～12019
13 乳類	4	9	4		13007, 13008, 13011, 13013, 13015～13019, 13021, 13022, 13024, 13026～13030, 13042～13047, 13049
15 菓子類	4	9	4		15001～15089, 15091～15108, 15110～15120
16 し好飲料類	4	9	4		16033～16047, 16049, 16050, 16052～16055
17 調味料および香辛料類	4	9	4	3.5	17001～17003, 17005, 17015～17018, 17036, 17038～17043, 17059, 17060
	4	9	4		17004, 17007～17011, 17020～17022, 17025～17033, 17037, 17044～17047, 17049～17052, 17055～17058, 17061～17081, 17084
18 調理加工食品類	4	9	4		18001～18016

索引

【欧文】

αデンプン　56
AOAC　118
Du Nouy の表面張力計　36
Dumas 法　41
EBT　24
EDTA　24
Kolthoff 緩衝液　133
Lambert-Beer の法則　28
M　11
McIlvaine 緩衝液　133
mmol　26
Pauli 法　88
pH 標準液　18
pH メーター　18
Porsky 法　63
ppm　11
Rohde 法　88
TBAV　78
Walpole 酢酸緩衝液　26
Weld 型ピクノメーター　42

【和文】

あ行

アスコルビン酸　106
アスコルビン酸酸化酵素　107
アスピレーター（循環式）　39
アミノカルボニル反応　114
アミノ基検出反応　87
アミノ酸　81
　　──の呈色反応　87
アミラーゼ　62
アミロース　56
アミロペクチン　56
アルカリ　15
アルカリ度　99
　　──の測定　99
アルカロイド試薬　86
アルギニン検出反応　87
アルコール試験　118

アルデヒド基　44
アルファ化　56
アンスロン反応　46
安全ピペッター　73
アントシアニン　113
アンモニア緩衝液　25
アンモニア蒸留装置　125
一次機能　130
陰イオン中性界面活性剤　35
インドフェノール色素溶液　108
インドフェノール滴定法　107
ウィス試薬　73
ウィットの沪過装置　53
上皿てんびん　14
栄養機能食品　130
液体油脂　67
エチレンジアミン四酢酸　24
エネルギー　128
エネルギー換算係数　128, 139
エリオクロムブラックT　24
エルゴステロール　69
塩　31
塩基　15
塩析　31, 85
塩分濃度計　31
オサゾン　49
オートピペット　7
オルシノール反応　48

か行

灰化　94
海水の蒸留　39
灰分　127
界面活性剤　34
改良ケルダール法　124
過酸化物価　77
過酸化物検出法　75
カゼイン　82
かっ変　114
果糖　44
過マンガン酸カリウム　20, 52

過マンガン酸カリウム溶液の標定　22
可溶性デンプン溶液　62
ガラス管，ガラス棒の切り方　8
カラム管　103
カラメル化　114
カルシウムの定量　95
カールプライス反応　102
カロテン類　101
還元　19
還元剤　21
還元糖　44
　　──の反応　46
緩衝液　26
緩衝液組成表　133
緩衝作用　26
還流冷却器　55
気圧計　43
キシロース　44
キシロースオサゾン　50
揮発性有機物の分子量の測定　41
吸引瓶　39
吸引沪過装置　64
吸光度　28
牛乳　82, 116
　　──からのカゼインの分離　82
　　──からの脂肪の分離　79
　　──中の乳糖の定量　51
　　──の B_2 の変化　106
　　──の酸度　117
　　──の透析　32
　　──の比重　116
牛乳用比重計　117
キレート　24
キレート滴定　24
銀鏡反応　47
クライステスト　75
グルコース　44
グルコースオサゾン　50
グルテンの分離　82

クロロフィル　112
蛍光光度計　104
ケトース　44
　　——の反応　48
ケトン基　44
ゲル　33
ケルダール窒素定量法　91
けん化価　71
元素の周期表　132
検量線　30
公差　9
酵素重量法　63
酵素的かっ変　114
硬度　26
糊化　56
誤差　9
固体油脂　67
五炭糖　44
駒込ピペット　3
小麦粉　82
小麦デンプン　59
米デンプン　59
コロイド　33

さ行

坂口反応　87
酢酸緩衝液　26
サツマイモデンプン　58
ザルコフスキー反応　69
酸　15
酸価　76
酸化　19
酸化還元反応　19
酸化剤　20, 21
酸凝固　87
三次機能　130
酸度　117
酸度，アルカリ度　99
　　——の測定　99
紫外線照射器　69
色素　110
色素成分の分離　110
ジギトニン沈殿反応　70
ジケトグロン酸　106
脂質　67, 126
実験用ブンゼンバーナー　8
質量パーセント　11
自動上皿てんびん　14
四分法　122
脂肪酸エステル　67
しみ抜き　21
ジャガイモデンプン　58
試薬　13
ジャベル水　21

シュウ酸カルシウム沈殿法　95
シュウ酸結晶　14
シュウ酸の定量　23
重量パーセント　11
常圧加熱乾燥法　122
蒸気密度測定法　41
少糖類　44
蒸留　39, 125
食品の酸度，アルカリ度　99
食品の機能性　130
食品の酸度　99
食物繊維　63
除タンパク質　52
ショ糖　44
　　——の定量　55
水分　122
スクロース　44
スターチ　44
ステロール　69
正確さ　9
精度　9
清涼飲料水　55
セリワノフ反応　48
繊維　44
全乳比重補正表　137
総食物繊維定量法　63
測容器　4, 9
ソックスレー法　126
ゾル　33

た行

唾液アミラーゼ　62
多糖類　44
単純脂質　67
炭水化物　44, 128
単糖類　44
　　——の反応　47
タンニン　113
タンパク質　81, 123
　　——の凝固　86
　　——の構造　81
　　——の沈殿反応　85
　　——の呈色反応　84
　　——の定量　91, 123
　　——の電気泳動　89
　　——の等電点　81
　　——の分離　82
　　——の変性　81
チアミン　102
チオクロム　103
チオシアン酸アンモニウム水溶液　29
チオバルビツール酸価　78

チオ硫酸ナトリウム溶液　21
窒素蒸留装置　92
窒素-タンパク質換算係数　91, 125, 138
中和滴定　15
中和反応　15
チロシン検出反応　89
定性実験　9
定量実験　9
滴定曲線　15, 17
デシケーター　123
鉄アンモニウムミョウバン　29
鉄イオン（3価）の定量　29
鉄の定量　98
デヒドロアスコルビン酸　106
転化糖　55
電気定温乾燥器　123
電子てんびん　14
デンプン　44, 56
　　——の加水分解　62
　　——の検鏡　59
　　——の糊化　60
　　——の反応　48
　　——の分離　58
デンプン分解酵素　62
デンプン粒子　57
透析　31
等電点沈殿　81
トウモロコシデンプン　59
特定保健用食品　130
ドデシル硫酸ナトリウム　35
トリプトファン検出反応　88

な行

二次機能　130
乳脂肪　118
乳ちょう計　117
乳糖　44
ニーランダー反応　47
ニンヒドリン反応　84, 87
濡れの実験　37
熱凝固　86
燃焼反応　19
濃塩酸　13
濃度　11
濃硫酸　12

は行

麦芽糖　44
パーセント　11
バーナー　8
バーフォード反応　47
パームチット　103

パルナスの窒素蒸留装置　92
ハロゲン化ヨウ素　72
ビウレット反応　84
非還元糖　44
　　――の定量　54
ピクノメーター　42
非酵素的かっ変　114
比色分析　27
ヒスチジン検出反応　88
ビタミン　101
ビタミンA　101
ビタミンB_1　102
ビタミンB_2　105
ビタミンC　106
ヒドラジン比色法　106
ヒドロキサム酸法　67
ヒドロキシアミン　67
百万分率　11
ビュレット　4
標準溶液　13
標定　15
表面張力の測定　36
フェナントロリン比色法　98
フェニルヒドラジン　49
フェノールフタレイン　19
フェノールフタレイン指示薬　16
フェーリング反応　46
複合脂質　67
ブドウ糖　44
ブフナー漏斗　39
不飽和脂肪酸　68
フルクトース　44
プロビタミンA　101
分液漏斗　80
分光光度計　29
分光分析　27

分子量の測定　41
ヘキソース　44
ペプチド　82
ヘム色素　112
ベルトラン糖類定量表　136
ベルトラン法　51, 52
ペントース　44
　　――の反応　48
ホウレンソウ　22
飽和シュウ酸溶液　21
ホールピペット　5

ま行

マイクロピペット　7
マルトース　44
ミオグロビン　112
水の硬度の測定　25
水の比重　43
水の表面張力　36
ミネラル　94
無機質　94
無脂乳固形分　120
メスシリンダー　7
メスピペット　7
メスフラスコ　7
メチルオレンジ　19
メニスカス　5, 6
モーリッシュ反応　45
モリブデンブルー比色法　97
モル濃度　11

や行

焼き丸め　9
有機溶媒　85
有効数字　9
誘導脂質　67
誘導糖質　44

遊離還元糖　56
油脂　67
　　――の規格　71
　　――の変敗試験　74
溶液　11
溶質　12
ヨウ素価　72
ヨウ素デンプン反応　48, 60
容量パーセント　11
容量分析　13

ら行

ラウリル硫酸ナトリウム　35
ラクトース　44
ラジカル消去活性の測定　130
卵白アルブミンの分離　83
卵白タンパク質の電気泳動　90
力価　15
リービッヒ冷却器　39
リーベルマン・ブルヒアルト反応　69
リボフラビン　105
両性電解質　81
臨界ミセル濃度　35, 37
リンの定量　96
ルミフラビン　105
ルミフラビン蛍光法　105
レシチンの乳化作用　38
レーゼ・ゴットリーブ法　118
レチノール　101
レーリッヒ管　119
レンコンデンプン　58
老化デンプン　57
六炭糖　44

編者紹介

橋本俊二郎（はしもとしゅんじろう）
 1967年 九州大学農学部農芸化学科卒業
     元中村学園大学短期大学部食物栄養学科 教授

著者紹介

山藤　圭子（やまふじ　けいこ）
 1957年 九州大学理学部化学科卒業
 1963年 九州大学大学院理学研究科博士課程修了
     中村学園大学 名誉教授

波平　元辰（なみひら　げんしん）
 1963年 鹿児島大学農学部農芸化学科卒業
 1968年 九州大学大学院農学研究科博士課程修了
     中村学園大学 名誉教授

太田　千穂（おおた　ちほ）
 1990年 中村学園大学家政学部食物栄養学科卒業
 現　在 中村学園大学栄養科学部栄養科学科 准教授

NDC 596 155 p 26 cm

食品学実験（しょくひんがくじっけん）

2010年9月10日 第1刷発行
2021年7月13日 第9刷発行

編　者 橋本俊二郎（はしもとしゅんじろう）
発行者 髙橋明男
発行所 株式会社　講談社
   〒112-8001　東京都文京区音羽2-12-21
    販　売　(03)5395-4415
    業　務　(03)5395-3615
編　集 株式会社　講談社サイエンティフィク
   代表　堀越俊一
   〒162-0825　東京都新宿区神楽坂2-14　ノービィビル
    編　集　(03)3235-3701
印刷所 株式会社双文社印刷
製本所 株式会社国宝社

落丁本・乱丁本は，ご購入書店名を明記のうえ，講談社業務宛にお送りください．送料小社負担にてお取替えします．なお，この本の内容についてのお問い合わせは講談社サイエンティフィク宛にお願いいたします．定価はカバーに表示してあります．

© S. Hashimoto, 2010

本書のコピー，スキャン，デジタル化等の無断複製は著作権法上での例外を除き禁じられています．本書を代行業者等の第三者に依頼してスキャンやデジタル化することはたとえ個人や家庭内の利用でも著作権法違反です．

JCOPY〈(社)出版者著作権管理機構委託出版物〉

複写される場合は，その都度事前に(社)出版者著作権管理機構（電話 03-5244-5088，FAX 03-5244-5089，e-mail : info@jcopy.or.jp）の許諾を得てください．

Printed in Japan

ISBN 978-4-06-139829-0

講談社の自然科学書

たいせつな家族を感染症から守る本
生田 和良・著
A5・192頁・定価2,200円（税込）

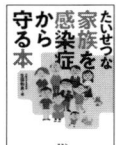

管理栄養士をめざす人の いちばんやさしい代謝ドリル
西村 直道・著
B5・111頁・定価2,200円（税込）

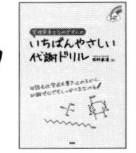

職場のメンタルヘルスケアと実践
ストレス対処のための運動・栄養・休養
中村 好男・監修／タニカワ 久美子・著
B5・158頁・定価2,860円（税込）

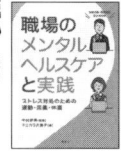

管理栄養士・栄養士のための やさしく学べるEBN入門
健康情報・栄養疫学の理解と実践にむけて
佐々木 由樹・著
A5・236頁・定価2,750円（税込）

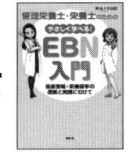

エッセンシャル食品化学
中村 宜督・榊原 啓之・室田 佳恵子／編著
B5・256頁・定価3,520円（税込）

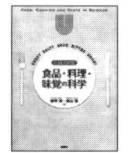

健康と環境の科学
川添 禎浩・編
B5・171頁・定価3,080円（税込）

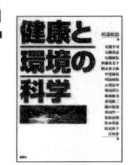

最新 食品学
──総論・各論──（第5版）
甲斐 達男／石川 洋哉・編
A5・240頁・定価2,640円（税込）

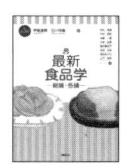

新版 トータルクッキング
健康のための調理実習
大喜多 祥子／濱口 郁枝・編著
B5・255頁・定価3,190円（税込）

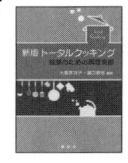

はじめての栄養英語
清水 雅子・著
B5・108頁・定価1,980円（税込）

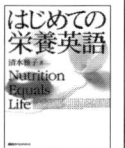

はじめての臨床栄養英語
清水 雅子／J.パトリック バロン・著
B5・121頁・定価2,530円（税込）

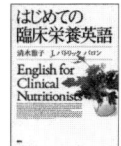

発酵食品学
小泉 武夫・編著
A5・367頁・定価4,180円（税込）

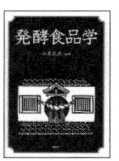

イラストで学ぶ 高齢者リハビリテーション栄養
若林 秀隆・著
A5・144頁・定価2,640円（税込）

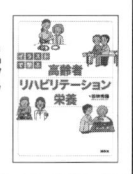

子どもの食と栄養
青木 三恵子・編著
B5・272頁・定価2,860円（税込）

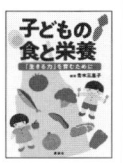

The Kitchen as Laboratory
新しい「料理と科学」の世界
César Vega ほか・編
阿久澤 さゆり／石川 伸一／寺本 明子・訳
A5・336頁・定価3,960円（税込）

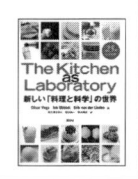

ビギナーナース実践ノート 糖尿病・腎臓病看護
金子 和真・監修／佐藤 智寛・著
B5・144頁・定価2,640円（税込）

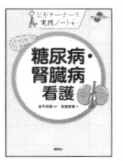

食品微生物学の基礎
藤井 建夫・編著
B5・191頁・定価3,080円（税込）

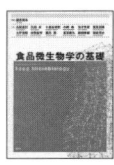

表示価格は定価（税込）です。
「2021年6月10日現在」

講談社サイエンティフィク https://www.kspub.co.jp/

栄養科学シリーズ NEXT

書名	ISBN
基礎化学	ISBN 978-4-06-155350-7
基礎有機化学	ISBN 978-4-06-155357-6
基礎生物学	ISBN 978-4-06-155345-3
基礎統計学	ISBN 978-4-06-155348-4
健康管理概論 第3版	ISBN 978-4-06-155391-0
公衆衛生学 第3版	ISBN 978-4-06-155365-1
食育・食生活論	ISBN 978-4-06-155368-2
臨床医学入門 第2版	ISBN 978-4-06-155362-0
解剖生理学 第3版	ISBN 978-4-06-516635-2
栄養解剖生理学	ISBN 978-4-06-516599-7
解剖生理学実習	ISBN 978-4-06-155377-4
病理学	ISBN 978-4-06-155313-2
栄養生化学	ISBN 978-4-06-155370-5
生化学	ISBN 978-4-06-155302-6
栄養生理学・生化学実験	ISBN 978-4-06-155349-1
運動生理学 第2版	ISBN 978-4-06-155369-9
食品学	ISBN 978-4-06-155339-2
食品学総論 第4版 新刊	ISBN 978-4-06-522467-0
食品学各論 第4版 新刊	ISBN 978-4-06-522466-3
食品衛生学 第4版	ISBN 978-4-06-155389-7
食品加工・保蔵学	ISBN 978-4-06-155395-8
基礎調理学	ISBN 978-4-06-155394-1
調理学実習 第2版	ISBN 978-4-06-514095-6
新・栄養学総論 第2版	ISBN 978-4-06-518096-9
基礎栄養学 第4版	ISBN 978-4-06-518043-3
分子栄養学	ISBN 978-4-06-155397-2
応用栄養学 第6版	ISBN 978-4-06-518044-0
応用栄養学実習 第2版 新刊	ISBN 978-4-06-520823-6
運動・スポーツ栄養学 第4版 新刊	ISBN 978-4-06-522121-1
栄養教育論 第4版	ISBN 978-4-06-155398-9
栄養教育論実習 第2版	ISBN 978-4-06-155381-1
栄養カウンセリング論 第2版	ISBN 978-4-06-155358-3
医療概論	ISBN 978-4-06-155396-5
臨床栄養学概論 第2版	ISBN 978-4-06-518097-6
新・臨床栄養学	ISBN 978-4-06-155384-2
栄養薬学・薬理学入門 第2版	ISBN 978-4-06-516634-5
臨床栄養学実習 第2版	ISBN 978-4-06-155393-4
公衆栄養学概論 第2版	ISBN 978-4-06-518098-3
公衆栄養学 第6版	ISBN 978-4-06-514067-3
公衆栄養学実習	ISBN 978-4-06-155355-2
給食経営管理論 第4版	ISBN 978-4-06-514066-6
献立作成の基本と実践	ISBN 978-4-06-155378-1

東京都文京区音羽 2-12-21
https://www.kspub.co.jp/

講談社

編集 ☎03(3235)3701
販売 ☎03(5395)4415